Digiuno intermittente essenziale

la nuova guida completa

Scopri i nuovi metodi su come risvegliare il tuo metabolismo, perdere peso efficacemente e abbracciare un benessere duraturo ed armonioso

di Giuliano Monti

1

Sommario

Capitolo 1: Introduzione al Digiuno Intermittente

1.1 Storia e Origine del Digiuno Intermittente

Il digiuno intermittente, una pratica che alterna periodi di assunzione di cibo con periodi di digiuno, è radicato in una storia profonda e variegata. Questa pratica non è un concetto moderno, ma affonda le sue radici in epoche storiche e pratiche culturali che risalgono a migliaia di anni fa.

Fin dall'antichità, il digiuno è stato una componente intrinseca delle società umane, spesso intrecciato con riti religiosi, pratiche spirituali e necessità di sopravvivenza. Nelle culture antiche, come quelle di Grecia, Roma e India, il digiuno era praticato per motivi sia spirituali sia fisici. Ippocrate, il padre della medicina moderna, raccomandava il digiuno come un mezzo efficace per migliorare la salute, una visione condivisa da molte altre figure storiche, tra cui Platone e Aristotele.

Nel corso delle epoche, il digiuno ha mantenuto un ruolo significativo nelle principali religioni del mondo. Ad esempio, il Ramadan nel mondo islamico, il Yom Kippur nell'ebraismo e la Quaresima nel cristianesimo sono tutti esempi di periodi in cui i fedeli praticano forme di digiuno. In queste tradizioni, il digiuno è visto come un atto di purificazione, un modo per esercitare l'autocontrollo e un gesto di solidarietà verso i meno fortunati.

La pratica del digiuno intermittente, come la conosciamo oggi, inizia a prendere forma nel XX secolo, quando la ricerca scientifica inizia a esplorare più a fondo i suoi effetti sulla salute. Uno dei primi studi significativi sul digiuno intermittente risale agli anni '30, quando fu scoperto che il digiuno alternato poteva prolungare la vita nei roditori. Questo ha spianato la strada a una serie di ricerche che hanno esaminato i vari benefici per la salute associati al digiuno intermittente, come il miglioramento del metabolismo e la riduzione del rischio di alcune malattie croniche.

Nel XXI secolo, l'interesse per il digiuno intermittente è cresciuto esponenzialmente, grazie alla sua popolarità tra le figure pubbliche e alla diffusione di studi scientifici che ne confermano i benefici. Con l'avvento dei social media e l'aumento dell'auto-consapevolezza sulla salute, sempre più persone si sono avvicinate a questa pratica come a uno strumento per migliorare il proprio benessere fisico e mentale.

In questo contesto storico e culturale, il digiuno intermittente non è solo una moda passeggera, ma una pratica antica con solide radici storiche e scientifiche. La sua riscoperta e popolarità in tempi moderni riflettono una crescente consapevolezza della necessità di ritornare a un approccio più naturale e ritmico all'alimentazione, in contrasto con i modelli alimentari ininterrotti che caratterizzano la vita moderna.

Nel prossimo punto, esploreremo i principi scientifici alla base del digiuno intermittente. Questo ci permetterà di capire meglio come quest'antica pratica sia stata riscoperta attraverso la lente della scienza moderna, fornendo una base solida per il suo utilizzo come strumento per migliorare la salute e il benessere.

1.2 Principi Scientifici di Base del Digiuno Intermittente

Dopo aver esplorato la storia e le origini del digiuno intermittente, è essenziale comprendere i principi scientifici che stanno alla base di questa pratica. Questa comprensione non solo rafforza la nostra fiducia nel digiuno intermittente come strumento per la salute e il benessere, ma ci aiuta anche a implementarlo in modo più efficace.

Il digiuno intermittente opera attraverso diversi meccanismi biologici e biochimici che influenzano profondamente il nostro corpo. Uno dei concetti centrali è il passaggio dallo stato alimentato allo stato di digiuno. Normalmente, quando mangiamo, il nostro corpo utilizza il glucosio derivante dai carboidrati come fonte principale di energia. Il glucosio in eccesso viene immagazzinato come glicogeno nel fegato e nei muscoli e, oltre una certa soglia, come grasso nei tessuti adiposi.

Durante il digiuno, una volta esaurite le riserve di glicogeno, il corpo inizia a bruciare i grassi accumulati per produrre energia. Questo processo, noto come chetosi, è uno dei benefici chiave del digiuno intermittente, poiché promuove la perdita di peso e migliora il metabolismo dei lipidi.

Un altro aspetto fondamentale è l'effetto del digiuno intermittente sui processi cellulari, in particolare sull'autofagia. L'autofagia è un processo di 'pulizia cellulare', in cui le cellule degradano e riciclano componenti cellulari danneggiati o non funzionali. Durante il digiuno, l'aumento dell'autofagia contribuisce a migliorare la salute cellulare e a ridurre il rischio di malattie legate all'età.

Il digiuno intermittente ha anche effetti significativi sui livelli ormonali. Per esempio, aumenta la sensibilità all'insulina, riducendo il rischio di diabete di tipo 2. Inoltre, aumenta i livelli di ormone della crescita, che ha importanti effetti sulla composizione corporea, la crescita muscolare e il benessere generale.

Sul piano cognitivo, la ricerca ha dimostrato che il digiuno intermittente può avere effetti positivi sulla salute del cervello. Questo include una migliore funzione cognitiva, un rischio ridotto di malattie neurodegenerative e un potenziale effetto neuroprotettivo. Questi benefici sono attribuiti a una combinazione di fattori, tra cui la riduzione dell'infiammazione e lo stress ossidativo, e l'incremento nella produzione di neurotrofine, che supportano la crescita e la sopravvivenza dei neuroni.

Infine, il digiuno intermittente influisce positivamente sul sistema immunitario e sul processo infiammatorio. Riducendo l'infiammazione cronica, può contribuire a prevenire o gestire diverse condizioni infiammatorie e autoimmuni.

In conclusione, i principi scientifici del digiuno intermittente rivelano un potente impatto su diversi aspetti della salute umana, che vanno ben oltre la semplice perdita di peso. Questa comprensione ci fornisce un terreno solido per esplorare come il digiuno intermittente possa essere mal interpretato o frainteso, argomento che tratteremo nel prossimo punto.

1.3 Popolarità e Misconcezioni del Digiuno Intermittente

Il digiuno intermittente, negli ultimi anni, è diventato estremamente popolare come strumento per la perdita di peso e il miglioramento della salute. Tuttavia, con questa crescente attenzione, sono emerse anche numerose misconcezioni che meritano di essere esaminate e chiarite.

La popolarità del digiuno intermittente è in parte dovuta alla sua semplicità e flessibilità, rendendolo attraente per un'ampia varietà di persone. Diversamente da diete restrittive e complicate, il digiuno intermittente si focalizza su quando mangiare piuttosto che su cosa mangiare. Questo approccio lo rende un'opzione praticabile per chi cerca di migliorare il proprio stile di vita senza sconvolgere completamente le proprie abitudini alimentari.

Nonostante la sua efficacia e i benefici documentati, il digiuno intermittente è spesso circondato da misconcezioni. Una delle più comuni è l'idea che equivalga a una privazione estrema o a una forma di anoressia. In realtà, il digiuno intermittente è una pratica controllata e consapevole che incoraggia periodi di assunzione di cibo regolari e nutrienti. È fondamentale differenziarlo dalle pratiche non salutari di restrizione alimentare.

Un'altra misconcezione comune è che il digiuno intermittente sia una soluzione rapida per la perdita di peso. Sebbene possa essere un efficace strumento di perdita di peso, il suo vero valore risiede nel promuovere un approccio più sano e sostenibile all'alimentazione. La perdita di peso ottenuta con il digiuno intermittente dovrebbe essere vista come parte di un cambiamento a lungo termine verso abitudini alimentari più sane.

Inoltre, esiste l'errata convinzione che il digiuno intermittente sia adatto a tutti. È importante sottolineare che, come qualsiasi cambiamento dietetico significativo, può non essere adatto a determinate persone, come quelle con condizioni mediche specifiche, donne incinte o in allattamento, e individui con un passato di disturbi alimentari. È sempre raccomandato consultare un medico prima di iniziare qualsiasi regime di digiuno.

Un'ulteriore misconcezione riguarda la nutrizione. Alcuni ritengono che durante le finestre di alimentazione sia possibile consumare qualsiasi tipo di cibo, indipendentemente dalla sua qualità nutrizionale. Tuttavia, per massimizzare i benefici del digiuno intermittente, è cruciale concentrarsi su una dieta equilibrata e nutriente nei periodi di assunzione di cibo.

Queste misconcezioni, se non affrontate, possono ostacolare l'efficacia e i benefici potenziali del digiuno intermittente. Nel prossimo punto, discuteremo gli obiettivi e i benefici attesi di questa pratica, fornendo un quadro chiaro e realistico di ciò che può essere raggiunto attraverso un approccio corretto e informato al digiuno intermittente.

1.4 Obiettivi e Benefici Attesi del Digiuno Intermittente

Dopo aver esplorato la popolarità e le misconcezioni che circondano il digiuno intermittente, è importante definire gli obiettivi e i benefici realistici che questa pratica può offrire. Comprendere questi aspetti è fondamentale per adottare un approccio informato e sostenibile al digiuno intermittente.

Obiettivi del Digiuno Intermittente

Gli obiettivi principali del digiuno intermittente vanno oltre la semplice perdita di peso. Questa pratica è orientata a promuovere una salute generale migliore, un maggior controllo dell'alimentazione e un miglioramento della qualità della vita. Un obiettivo chiave è sviluppare un rapporto più sano con il cibo, imparando a distinguere la fame fisica da quella emotiva e a rispondere in modo più consapevole ai segnali di fame e sazietà del proprio corpo.

Un altro obiettivo importante è migliorare la sensibilità all'insulina e ottimizzare il metabolismo, contribuendo così a prevenire e gestire condizioni come il diabete di tipo 2. Inoltre, il digiuno intermittente mira a incoraggiare uno stile di vita più attivo e consapevole, promuovendo una maggiore attenzione alla qualità degli alimenti consumati e alla loro preparazione.

Benefici Attesi del Digiuno Intermittente

Perdita di Peso Sostenibile: A differenza delle diete drastiche, il digiuno intermittente promuove una perdita di peso progressiva e sostenibile. Attraverso la regolazione degli orari di pasto, il corpo apprende a utilizzare le riserve di grasso come fonte di energia, favorendo una riduzione del grasso corporeo.

Miglioramento della Salute Metabolica: Il digiuno intermittente può migliorare vari aspetti della salute metabolica, inclusa una migliore regolazione della glicemia e una riduzione del rischio di sviluppare malattie metaboliche.

Longevità e Prevenzione delle Malattie: Alcune ricerche suggeriscono che il digiuno intermittente possa contribuire a una vita più lunga e sana, riducendo l'infiammazione e migliorando i meccanismi di resistenza allo stress cellulare, che sono fattori chiave nel processo di invecchiamento e nella prevenzione delle malattie.

Salute Mentale e Cognitiva: Il digiuno intermittente è stato associato a benefici per la salute mentale, come una maggiore chiarezza mentale e una riduzione del rischio di disturbi neurodegenerativi, grazie alla sua capacità di influenzare positivamente la neuroplasticità e la funzione cerebrale.

Incremento dell'Energia e del Benessere Generale: Molti praticanti del digiuno intermittente riferiscono un aumento dei livelli di energia e un miglioramento generale del benessere, attribuiti alla normalizzazione dei livelli ormonali e alla migliore efficienza metabolica.

Concludendo questo capitolo, passeremo alla panoramica del libro nel punto 1.5, dove riassumeremo i temi chiave che verranno affrontati nei capitoli successivi. Questo ci permetterà di avere una visione completa di come il digiuno intermittente possa essere integrato nella vita quotidiana per ottenere una salute ottimale e un benessere duraturo.

1.5 Panoramica del Libro e Cosa Aspettarsi nei Prossimi Capitoli

Concludendo il nostro primo capitolo, è essenziale fornire una panoramica di ciò che il lettore può aspettarsi nei capitoli successivi. Questo libro,

"Ritmi Naturali e Rigeneranti: La Guida Completa al Digiuno Intermittente", è strutturato per guidare il lettore attraverso ogni aspetto del digiuno intermittente, dalla teoria alla pratica, enfatizzando l'importanza di un approccio olistico al benessere e alla salute.

Prossimi Passi nel Viaggio

Il viaggio che intraprenderemo insieme attraverso questo libro è strutturato per fornire non solo una comprensione approfondita del digiuno intermittente, ma anche per equipaggiare i lettori con le conoscenze e gli strumenti necessari per implementarlo efficacemente nella loro vita quotidiana.

Capitolo 2: Comprensione del Metabolismo

Il Capitolo 2 approfondirà il concetto di metabolismo. Questo capitolo è fondamentale per comprendere come il digiuno intermittente influenzi il nostro corpo a livello metabolico. Esploreremo le differenze tra metabolismo basale e metabolismo attivo e come il digiuno intermittente ottimizzi queste funzioni per migliorare la salute e la perdita di peso.

Capitolo 3: Varie Forme di Digiuno Intermittente

Nel Capitolo 3, ci immergeremo nelle diverse forme di digiuno intermittente. Da 16/8 a 5:2, il capitolo fornirà una panoramica dettagliata dei vari metodi e consigli su come scegliere quello più adatto alle esigenze personali.

Capitolo 4: Pianificazione e Preparazione al Digiuno

Il Capitolo 4 si concentrerà sulla pianificazione e preparazione per il digiuno. Questo include la preparazione fisica e mentale, la creazione di un piano di digiuno personalizzato, e consigli pratici per integrare il digiuno nella vita quotidiana.

Capitoli Successivi: Dalla Perdita di Peso ai Benefici a Lungo Termine

Nei capitoli successivi, approfondiremo come il digiuno intermittente faciliti la perdita di peso sostenibile (Capitolo 5), come superare le sfide (Capitolo 6), ed esploreremo i benefici a lungo termine per la salute (Capitolo 7). Ogni capitolo è progettato per costruire sul precedente, fornendo una guida completa ed esaustiva.

Un Approccio Olistico

Oltre ad approfondire gli aspetti scientifici e pratici del digiuno intermittente, questo libro si dedicherà anche a temi complementari come la nutrizione (Capitolo 8) e la preparazione di ricette e suggerimenti alimentari (Capitolo 9). Ciò assicurerà che il lettore possa adottare un approccio olistico, comprendendo non solo il 'come' ma anche il 'perché' dietro le scelte alimentari durante il digiuno intermittente.

Conclusione e Risorse Aggiuntive

Il libro si concluderà con un riepilogo dei concetti chiave (Capitolo 10) e un elenco di risorse aggiuntive (Capitolo 11), che forniranno al lettore ulteriori strumenti per continuare il proprio viaggio verso il benessere.

Questo libro non è solo una guida al digiuno intermittente, ma un invito a esplorare e trasformare il proprio rapporto con il cibo e la salute. Nel prossimo capitolo, inizieremo questo viaggio esplorando in dettaglio il metabolismo, un argomento fondamentale per comprendere pienamente l'impatto e i benefici del digiuno intermittente.

Capitolo 2: Comprensione del Metabolismo

2.1. Cos'è il metabolismo e come funziona

Nel viaggio alla scoperta del digiuno intermittente, è cruciale comprendere il metabolismo, un attore chiave che svolge un ruolo fondamentale nella nostra salute e nel nostro benessere. Il metabolismo non è solo un processo isolato; è la somma di tutte le reazioni chimiche che si verificano nel nostro corpo per mantenere in vita le cellule e gli organi.

Definizione e Funzioni del Metabolismo

Il metabolismo può essere diviso in due categorie principali: catabolismo e anabolismo. Il catabolismo è il processo di rottura delle molecole per produrre energia. Questo include la digestione del cibo e la conversione dei nutrienti in energia. Al contrario, l'anabolismo si riferisce alla costruzione di componenti cellulari, come proteine e acidi nucleici, un processo che richiede energia.

Questi due processi sono interdipendenti e si equilibrano per mantenere il corpo in uno stato di omeostasi, o equilibrio. Il metabolismo regola funzioni vitali come la temperatura corporea, il tasso di battito cardiaco, la costruzione e riparazione di tessuti e organi, e la risposta agli stimoli ambientali.

Il Metabolismo nel Contesto del Digiuno Intermittente

Nel contesto del digiuno intermittente, il metabolismo assume un ruolo centrale. Quando il corpo entra in stato di digiuno, si verifica un cambiamento nel metabolismo. Dopo che le riserve di glucosio nel sangue e il glicogeno immagazzinato nei muscoli e nel fegato si esauriscono, il corpo inizia a utilizzare il grasso immagazzinato come fonte principale di energia, un processo noto come chetosi.

Durante la chetosi, il corpo scompone i grassi in acidi grassi e corpi chetonici. Questi corpi chetonici servono come una fonte di energia alternativa per il cervello e altri organi vitali. Questo passaggio dal bruciare carboidrati a grassi per l'energia può avere effetti benefici su vari aspetti della salute, inclusa una migliore gestione del peso, una riduzione dell'infiammazione e una salute cardiovascolare potenzialmente migliore.

Metabolismo Basale e Attività Fisica

Il tasso metabolico basale (BMR) è la quantità di energia, espressa in calorie, che il corpo richiede per svolgere le sue funzioni basilari a riposo. Ognuno ha un BMR unico, influenzato da fattori come età, sesso, composizione corporea e genetica. Il digiuno intermittente può influenzare il BMR, spesso portando a un metabolismo più efficiente.

L'attività fisica è un altro fattore importante che influisce sul metabolismo. L'esercizio fisico regolare può aumentare il BMR, migliorare la sensibilità all'insulina e aumentare la massa muscolare, che a sua volta brucia più calorie a riposo rispetto al tessuto adiposo.

Conclusione e Transizione al Prossimo Punto

Comprendere il metabolismo è fondamentale per capire come il digiuno intermittente influenzi il nostro corpo e la nostra salute. Nel prossimo punto, esploreremo più a fondo l'impatto del digiuno intermittente sul metabolismo, esaminando come questa pratica possa ottimizzare la nostra funzione metabolica e aiutarci a raggiungere obiettivi di salute e benessere.

2.2. Impatto del digiuno intermittente sul metabolismo

Dopo aver definito il metabolismo e le sue funzioni basilari, è importante esaminare l'impatto specifico che il digiuno intermittente ha su questo processo vitale. Il digiuno intermittente non solo modifica il modo in cui il nostro corpo elabora e utilizza l'energia, ma può anche portare a significativi miglioramenti nella salute metabolica.

Cambiamenti Metabolici Durante il Digiuno

Quando iniziamo a digiunare, il nostro corpo passa da uno stato di alimentazione a uno di digiuno, un cambiamento che innesca una serie di adattamenti metabolici. Inizialmente, il corpo utilizza il glucosio immagazzinato sotto forma di glicogeno, principalmente nel fegato e nei muscoli, come fonte primaria di energia. Queste riserve di glicogeno durano per circa 12-36 ore, dopodiché il corpo inizia a cercare altre fonti di energia.

Transizione alla Chetosi

Una volta esaurite le riserve di glicogeno, il corpo entra in uno stato chiamato chetosi. In questo stato, il corpo inizia a bruciare i grassi immagazzinati per l'energia. Questo processo comporta la scomposizione dei grassi in acidi grassi e glicerolo, che possono essere ulteriormente convertiti in corpi chetonici nel fegato. I corpi chetonici forniscono un'efficace fonte di energia per il cervello e altri tessuti.

Effetti sulla Sensibilità all'Insulina

Il digiuno intermittente può migliorare la sensibilità all'insulina. Durante i periodi di assunzione di cibo, i livelli di insulina aumentano naturalmente per aiutare a trasportare il glucosio nel sangue alle cellule. Digiunando, questi picchi di insulina sono ridotti, il che può aiutare a prevenire la resistenza all'insulina, una condizione che è spesso il preludio al diabete di tipo 2.

Miglioramento del Metabolismo dei Lipidi

Il digiuno intermittente influisce positivamente sul metabolismo dei lipidi. Riducendo la frequenza dei pasti, il corpo ha più tempo per elaborare e utilizzare i grassi come energia, migliorando così il profilo lipidico nel sangue. Questo può ridurre il rischio di sviluppare malattie cardiache e migliorare la salute cardiovascolare complessiva.

Autoregolazione e Riparazione Cellulare

Durante il digiuno, il corpo ha anche l'opportunità di autoregolarsi e riparare le cellule. Questo include processi come l'autofagia, in cui le cellule ripuliscono e riciclano componenti danneggiati o non funzionanti, migliorando la salute cellulare e riducendo il rischio di alcune malattie.

Conclusione e Transizione al Prossimo Punto

L'effetto del digiuno intermittente sul metabolismo è profondo e multifattoriale. Dalla chetosi alla sensibilità all'insulina, i benefici possono avere un impatto significativo sulla salute e sul benessere generale. Nel prossimo punto, esploreremo la differenza tra il metabolismo basale e quello attivo, per comprendere come queste due forme di metabolismo reagiscono e si adattano al digiuno intermittente.

# 2.3.	Metabolismo basale vs metabolismo attivo

Dopo aver esaminato come il digiuno intermittente influenzi il metabolismo nel suo complesso, è essenziale approfondire la comprensione del metabolismo basale e del metabolismo attivo. Questa distinzione ci aiuta a capire meglio come il nostro corpo utilizza l'energia e come il digiuno intermittente può ottimizzare queste funzioni.

Cos'è il Metabolismo Basale?

Il metabolismo basale (BMR) rappresenta la quantità di energia, misurata in calorie, che il nostro corpo necessita per mantenere le funzioni vitali a riposo. Questo include attività come la respirazione, la circolazione del sangue, il controllo della temperatura corporea, la crescita e riparazione cellulare, e il funzionamento degli organi. Il BMR varia da persona a persona a seconda di fattori quali età, sesso, composizione corporea e genetica.

L'Influenza del Digiuno Intermittente sul Metabolismo Basale

Il digiuno intermittente può avere un impatto diretto sul BMR. Durante i periodi di digiuno, il corpo necessita di meno energia immediata, poiché non sta digerendo cibo attivamente. Questo può portare a un'adattabilità metabolica, dove il corpo impara ad utilizzare l'energia più efficientemente. Questa efficienza può risultare in un BMR leggermente ridotto, ma più efficace nel bruciare grassi immagazzinati per l'energia.

Cos'è il Metabolismo Attivo?

Al contrario, il metabolismo attivo si riferisce all'energia bruciata durante le attività oltre il riposo, come camminare, fare esercizio fisico, e anche mangiare e digerire cibo. Il tasso a cui bruciamo calorie durante queste attività è noto come tasso metabolico attivo (AMR). L'AMR varia notevolmente a seconda del livello di attività fisica e della composizione corporea di un individuo.

Effetti del Digiuno Intermittente sul Metabolismo Attivo

Il digiuno intermittente può influenzare positivamente l'AMR. Durante i periodi di digiuno, il corpo può aumentare il suo utilizzo di grassi per l'energia, che può portare a un incremento nel metabolismo attivo, soprattutto se combinato con l'esercizio fisico. Inoltre, il digiuno intermittente può migliorare la sensibilità all'insulina e la funzione metabolica, rendendo il corpo più efficace nell'utilizzo dell'energia durante le attività fisiche.

Equilibrio tra Metabolismo Basale e Attivo

Comprendere il bilanciamento tra BMR e AMR è cruciale per ottimizzare gli effetti del digiuno intermittente. Un approccio equilibrato al digiuno e all'esercizio fisico può aiutare a mantenere un metabolismo attivo sano, mentre si beneficia di un metabolismo basale efficiente. Questo equilibrio è fondamentale per sostenere la perdita di peso a lungo termine e migliorare la salute complessiva.

Conclusione e Transizione al Prossimo Punto

Conoscere la differenza tra metabolismo basale e metabolismo attivo ci permette di capire come il digiuno intermittente possa essere utilizzato per ottimizzare il nostro metabolismo complessivo. Nel prossimo punto, approfondiremo come il digiuno intermittente ottimizzi il metabolismo, esplorando le strategie per massimizzare i benefici metabolici di questa pratica.

2.4. Come il digiuno intermittente ottimizza il metabolismo

Avendo esplorato il metabolismo basale e attivo, è fondamentale comprendere come il digiuno intermittente possa ottimizzare questi aspetti del metabolismo. Questa ottimizzazione non solo contribuisce alla perdita di peso, ma anche al miglioramento della salute generale e alla prevenzione di malattie croniche.

Efficienza Energetica e Adattamento Metabolico

Uno degli aspetti chiave dell'ottimizzazione metabolica attraverso il digiuno intermittente è l'aumento dell'efficienza energetica del corpo. Durante i periodi di digiuno, il corpo impara ad utilizzare le risorse energetiche in modo più efficace. Questo si traduce in una migliore gestione delle riserve di grasso e in un utilizzo più efficace del glucosio quando disponibile. Questo adattamento può portare a un metabolismo più efficiente anche nei periodi di non digiuno.

Miglioramento della Sensibilità all'Insulina

Il digiuno intermittente migliora la sensibilità all'insulina, un fattore chiave nella regolazione del metabolismo. Con una sensibilità all'insulina ottimizzata, le cellule rispondono meglio all'insulina e gestiscono il glucosio nel sangue in modo più efficace, riducendo il rischio di diabete di tipo due e migliorando il metabolismo energetico complessivo.

Aumento del Metabolismo dei Grassi

Il digiuno intermittente stimola il corpo a passare dalla dipendenza dai carboidrati come fonte principale di energia all'utilizzo dei grassi. Questo processo, noto come chetosi nutrizionale, non solo aiuta nella perdita di peso, ma migliora anche la salute cardiovascolare e riduce l'infiammazione.

Riduzione dello Stress Ossidativo e dell'Infiammazione

Il digiuno intermittente può ridurre lo stress ossidativo e l'infiammazione, due fattori che influenzano negativamente il metabolismo e la salute generale. Riducendo questi processi infiammatori, il digiuno intermittente contribuisce alla salute cellulare e alla prevenzione di malattie croniche.

Effetti sulla Longevità e sulla Prevenzione delle Malattie

Studi hanno mostrato che il digiuno intermittente può influenzare positivamente la longevità e ridurre il rischio di diverse malattie croniche. Questo è dovuto in parte alla sua capacità di ottimizzare il metabolismo, migliorare la sensibilità all'insulina e ridurre l'infiammazione.

In conclusione, il digiuno intermittente offre una serie di benefici che vanno oltre la semplice perdita di peso, ottimizzando il metabolismo in modo che funzioni in maniera più efficace ed efficiente. Nel prossimo punto, esploreremo il collegamento tra metabolismo e perdita di peso, approfondendo come queste modifiche metaboliche contribuiscano a risultati sostenibili nel contesto della perdita di peso e del benessere generale.

2.5. Collegamento tra metabolismo e perdita di peso

Dopo aver esplorato come il digiuno intermittente ottimizza il metabolismo, è fondamentale comprendere il suo impatto diretto sulla perdita di peso. Il metabolismo gioca un ruolo cruciale nella regolazione del peso corporeo, e le modifiche apportate dal digiuno intermittente possono avere effetti significativi in questo contesto.

Il Ruolo del Metabolismo nella Perdita di Peso

Il metabolismo determina la velocità con cui il corpo brucia le calorie per produrre energia. Un metabolismo efficiente brucia calorie in modo più efficace, anche a riposo, il che può contribuire alla perdita di peso. Il digiuno intermittente, ottimizzando il metabolismo, può quindi accelerare questo processo, rendendo più facile per il corpo utilizzare le riserve di grasso come fonte di energia.

Digiuno Intermittente e Bilancio Energetico

Il concetto chiave nella perdita di peso è il bilancio energetico: la differenza tra l'energia introdotta (attraverso il cibo) e l'energia spesa (attraverso il metabolismo e l'attività fisica). Il digiuno intermittente aiuta a regolare questo bilancio, riducendo l'apporto calorico durante i periodi di digiuno e aumentando l'efficienza metabolica. Questa combinazione può portare a un deficit calorico, che è essenziale per la perdita di peso.

Effetti del Digiuno Intermittente sul Metabolismo dei Grassi

Come discusso in precedenza, il digiuno intermittente induce il corpo a entrare in uno stato di chetosi, dove i grassi sono convertiti in energia. Questo processo non solo aiuta nella riduzione dei depositi di grasso, ma migliora anche il metabolismo lipidico, contribuendo ulteriormente alla perdita di peso e alla salute cardiovascolare.

Prevenzione dell'Effetto Yo-Yo

Uno dei vantaggi del digiuno intermittente è la sua capacità di prevenire l'effetto yo-yo, comune in molte diete restrittive. Poiché il digiuno intermittente porta a un cambiamento nel modo in cui il corpo utilizza l'energia, piuttosto che limitare drasticamente l'apporto calorico, i risultati sono spesso più sostenibili a lungo termine.

Digiuno Intermittente: Oltre la Perdita di Peso

È importante sottolineare che il digiuno intermittente non è solo uno strumento per la perdita di peso, ma un approccio per migliorare la salute complessiva. Oltre alla riduzione del grasso corporeo, porta benefici come miglioramento della sensibilità all'insulina, riduzione dell'infiammazione e potenziale incremento della longevità.

Conclusione e Transizione al Prossimo Capitolo

In conclusione, il legame tra il metabolismo e la perdita di peso è evidente e significativo nel contesto del digiuno intermittente. Comprendendo questo legame, possiamo utilizzare il digiuno intermittente come strumento efficace per la gestione del peso e il miglioramento della salute metabolica. Nel prossimo capitolo, cambieremo il nostro focus esplorando le varie forme di digiuno intermittente, offrendo ai lettori una guida su come scegliere e implementare il metodo più adatto alle loro esigenze individuali.

Capitolo 3: Varie Forme di Digiuno Intermittente

3.1. Panoramica dei diversi tipi di digiuno intermittente

Entrando nel terzo capitolo del nostro viaggio in "Ritmi Naturali e Rigeneranti", ci immergiamo nella diversità delle pratiche di digiuno intermittente. Questo metodo flessibile di gestione dell'assunzione alimentare si è evoluto in diverse forme, ciascuna con le sue peculiarità e benefici. Comprendere le varie opzioni disponibili è essenziale per scegliere il metodo di digiuno più adatto alle proprie esigenze e obiettivi.

Tipi Comuni di Digiuno Intermittente

Il digiuno intermittente può essere categorizzato in base alla durata dei periodi di digiuno e di alimentazione. Ecco alcune delle forme più comuni:

Il Metodo 16/8: Questo è uno dei metodi più popolari, in cui si digiuna per 16 ore e si mangia durante un intervallo di 8 ore. Ad esempio, si potrebbe scegliere di mangiare tra le 12:00 e le 20:00, digiunando poi fino a mezzogiorno del giorno successivo.

Il Metodo 5:2: In questa pratica, si mangia normalmente per cinque giorni alla settimana, mentre per due giorni non consecutivi si limita l'apporto calorico a circa 500-600 calorie al giorno.

Digiuno a Giorni Alterni: Come suggerisce il nome, questo metodo coinvolge un giorno di digiuno completo o parziale, alternato a un giorno di alimentazione normale o leggermente aumentata.

Il Metodo Eat-Stop-Eat: Questa pratica comporta uno o due giorni di digiuno completo ogni settimana, senza cibo per 24 ore consecutive, ad esempio da cena a cena.

Il Metodo del Guerriero: In questo approccio, si consuma una piccola quantità di frutta e verdura cruda durante il giorno e si ha un unico pasto abbondante alla sera.

Personalizzazione del Digiuno Intermittente

La scelta del metodo di digiuno dipende da vari fattori, come lo stile di vita, gli obiettivi di salute e di peso, e le preferenze personali. Alcuni potrebbero trovare più facile iniziare con metodi meno restrittivi come il 16/8, mentre altri potrebbero preferire la struttura del digiuno a giorni alterni. È importante ascoltare il proprio corpo e adattare la pratica di digiuno in base alle proprie esigenze e reazioni.

Benefici e Considerazioni

Ogni metodo di digiuno intermittente ha i suoi benefici unici. Ad esempio, il metodo 16/8 è spesso elogiato per la sua facilità di integrazione nella vita quotidiana, mentre il 5:2 può essere più adatto a coloro che preferiscono limitare l'apporto calorico in giorni specifici. Indipendentemente dal metodo scelto, i benefici chiave del digiuno intermittente come la perdita di peso, il miglioramento del metabolismo e l'aumento della sensibilità all'insulina sono generalmente osservati in tutte le forme.

Conclusione e Transizione al Prossimo Punto

In conclusione, il digiuno intermittente offre una varietà di metodi che possono essere personalizzati per adattarsi a diversi stili di vita e obiettivi. Nel prossimo punto, ci concentreremo sul metodo 16/8, esplorando in dettaglio come funziona, i suoi benefici specifici e come può essere integrato efficacemente nella routine quotidiana.

3.2. 16/8: Digiuno di 16 ore

Dopo aver esplorato le varie forme di digiuno intermittente, il metodo 16/8 merita un'attenzione particolare per la sua popolarità e accessibilità. Questo metodo, noto anche come schema alimentare "digiuna/mangia", comporta un digiuno quotidiano di 16 ore seguito da un periodo di alimentazione di 8 ore.

Principi del Metodo 16/8

Il metodo 16/8 è basato sull'idea di limitare il periodo di alimentazione ogni giorno, permettendo al corpo di entrare in uno stato di digiuno per un periodo significativo. Durante le 16 ore di digiuno, il corpo ha la possibilità di esaurire le sue riserve di glicogeno e iniziare a bruciare i grassi, un processo che può portare a perdita di peso e miglioramento della salute metabolica.

Implementazione Pratica

Per iniziare con il metodo 16/8, è importante scegliere un intervallo di alimentazione che si adatti al proprio stile di vita. Ad esempio, se si finisce di cenare alle 20:00, il pasto successivo dovrebbe essere alle 12:00 del giorno seguente. Durante le ore di digiuno, è permesso bere acqua, tè e caffè senza zucchero, ma si dovrebbero evitare cibi o bevande caloriche.

Benefici per la Salute e la Perdita di Peso

Il metodo 16/8 è stato associato a numerosi benefici per la salute, tra cui:

Perdita di Peso: Riducendo la finestra di alimentazione, molte persone consumano naturalmente meno calorie, facilitando un deficit calorico che porta alla perdita di peso.

Miglioramento del Metabolismo: Il digiuno prolungato può migliorare la sensibilità all'insulina e promuovere un utilizzo più efficiente del grasso corporeo come fonte di energia.

Benefici Cognitivi: Alcuni studi suggeriscono che il digiuno intermittente possa migliorare la funzione cognitiva e ridurre il rischio di disturbi neurodegenerativi.

Considerazioni e Adattabilità

Il metodo 16/8 è flessibile e può essere adattato per adattarsi a varie esigenze e stili di vita. È importante ascoltare il proprio corpo e apportare eventuali modifiche se necessario. Per esempio, alcune persone possono trovare benefico iniziare con un periodo di digiuno più breve e aumentarlo gradualmente.

Conclusione e Transizione al Prossimo Punto

Il metodo 16/8 è un punto di partenza eccellente per coloro che sono nuovi al digiuno intermittente. Offre un equilibrio tra flessibilità e struttura, rendendolo sostenibile a lungo termine. Nel prossimo punto, esploreremo un altro metodo popolare, il 5:2, che propone un approccio diverso al digiuno intermittente, focalizzandosi su una restrizione calorica per due giorni a settimana.

3.3. 5:2: Digiuno per 2 giorni a settimana

Passando da un approccio di digiuno quotidiano come il 16/8, esploriamo ora il metodo 5:2, un altro popolare regime di digiuno intermittente che si concentra su una restrizione calorica per due giorni a settimana.

Concetti Fondamentali del Metodo 5:2

Il metodo 5:2 comporta cinque giorni di alimentazione normale e due giorni di restrizione calorica significativa ogni settimana. Durante i giorni di restrizione, l'apporto calorico viene ridotto a circa 500-600 calorie per le donne e 600-700 calorie per gli uomini. Questi giorni di restrizione non dovrebbero essere consecutivi per evitare affaticamento e stress eccessivo per il corpo.

Implementazione e Flessibilità

La scelta dei giorni di digiuno nel metodo 5:2 è flessibile e può essere adattata in base allo stile di vita e agli impegni personali. È importante che nei giorni di restrizione calorica, l'apporto alimentare sia nutriente, focalizzandosi su alimenti ricchi di proteine, fibre e nutrienti essenziali per massimizzare la sazietà e il valore nutritivo.

Benefici del Metodo 5:2

Il metodo 5:2 offre diversi benefici per la salute, tra cui:

Perdita di Peso: La restrizione calorica settimanale può portare a un deficit calorico complessivo, facilitando la perdita di peso.

Miglioramento della Resistenza all'Insulina: Simile ad altri metodi di digiuno, il 5:2 può migliorare la sensibilità all'insulina, riducendo il rischio di diabete di tipo 2.

Effetti Benefici sulla Salute Mentale: Alcuni trovano che questo metodo aiuti a migliorare la concentrazione e la chiarezza mentale durante i giorni di restrizione calorica.

Considerazioni Nutrizionali

Nei giorni di digiuno del metodo 5:2, è essenziale concentrarsi su alimenti a basso indice glicemico, ricchi di fibre e proteine. Verdure, frutta, legumi, e proteine magre sono scelte eccellenti per garantire che il corpo riceva i nutrienti necessari pur mantenendo un basso apporto calorico.

Conclusione e Transizione al Prossimo Punto

Il metodo 5:2 offre un approccio unico al digiuno intermittente, permettendo una maggiore flessibilità e potenzialmente una maggiore sostenibilità a lungo termine per alcuni individui. Nel prossimo punto, esamineremo il digiuno a giorni alterni, un'altra forma di digiuno intermittente che propone un approccio diverso, alternando giorni di alimentazione normale a giorni di digiuno completo o parziale.

3.4. Digiuno a giorni alterni

Dopo aver esaminato il metodo 5:2, passiamo a un'altra strategia di digiuno intermittente: il digiuno a giorni alterni. Questo approccio propone un modello di digiuno che alterna giorni di alimentazione normale a giorni di digiuno completo o parziale.

Principi del Digiuno a Giorni Alterni

Il digiuno a giorni alterni implica un alternarsi tra giorni in cui si mangia normalmente e giorni in cui si consumano poche calorie (circa 500-600 per le donne e 600-700 per gli uomini) o nessuna caloria. Questo metodo è considerato uno dei più intensi tra le forme di digiuno intermittente, ma può anche offrire risultati significativi in termini di perdita di peso e miglioramenti della salute.

Implementazione e Flessibilità

Il digiuno a giorni alterni richiede un certo grado di pianificazione per garantire che i giorni di digiuno e di alimentazione si adattino allo stile di vita di un individuo. È importante scegliere giorni di digiuno che non coincidano con eventi sociali o impegni che potrebbero rendere il digiuno più difficile. Anche in questo caso, la flessibilità è fondamentale: alcuni potrebbero preferire digiunare completamente nei giorni di digiuno, mentre altri potrebbero optare per una restrizione calorica leggera.

Benefici Salutistici

Il digiuno a giorni alterni è stato associato a numerosi benefici per la salute, tra cui:

Perdita di Peso Efficace: Questo metodo può portare a un significativo deficit calorico settimanale, contribuendo a una perdita di peso efficace.

Miglioramento della Sensibilità all'Insulina: Come altri regimi di digiuno, può migliorare la sensibilità all'insulina e aiutare nella gestione del diabete di tipo 2.

Effetti Cardioprotettivi: Alcuni studi hanno indicato un potenziale miglioramento nella salute cardiovascolare tra coloro che praticano il digiuno a giorni alterni.

Considerazioni per la Sostenibilità

Mentre il digiuno a giorni alterni può essere efficace, può anche essere impegnativo da mantenere a lungo termine. È cruciale ascoltare il proprio corpo e adattare il regime se necessario per garantire che rimanga sostenibile e benefico. La consultazione con un medico o un dietologo può essere utile, specialmente per coloro con condizioni mediche preesistenti.

Conclusione e Transizione al Prossimo Punto

Il digiuno a giorni alterni offre un approccio rigoroso ma potenzialmente molto efficace al digiuno intermittente. Come ogni metodo, ha i suoi vantaggi e sfide, e la sua efficacia dipende dalle esigenze e preferenze individuali. Prossimamente, esploreremo il Metodo del Guerriero, un altro stile di digiuno intermittente che incorpora un periodo di alimentazione ancora più breve e una finestra di digiuno più lunga.

3.5. Il Metodo del Guerriero

Il Metodo del Guerriero rappresenta un altro aspetto intrigante del digiuno intermittente. Questo approccio combina un periodo prolungato di digiuno con una finestra di alimentazione ridotta, concentrata prevalentemente verso la fine della giornata.

Fondamenti del Metodo del Guerriero

Il Metodo del Guerriero è caratterizzato da una finestra di digiuno di circa 20 ore seguita da un periodo di alimentazione di 4 ore. Durante le ore di digiuno, si incoraggia il consumo di piccole quantità di cibi a basso contenuto calorico, come frutta e verdura cruda, seguite da un pasto abbondante e nutriente nel periodo di alimentazione.

Implementazione Pratica

Nel Metodo del Guerriero, è cruciale che il pasto principale sia ben bilanciato e ricco di nutrienti per garantire che il corpo riceva tutto ciò di cui ha bisogno in termini di vitamine, minerali, proteine, grassi salutari e carboidrati. Poiché la finestra di alimentazione è breve, ogni scelta alimentare diventa significativa per massimizzare l'apporto nutritivo.

Benefici e Considerazioni

Questo metodo è noto per i suoi benefici in termini di perdita di peso, miglioramento della concentrazione e potenziale aumento della longevità. Tuttavia, può essere impegnativo, soprattutto per chi è abituato a mangiare frequentemente durante il giorno. La chiave per il successo con il Metodo del Guerriero è la gradualità nell'introduzione della routine e l'ascolto attento del proprio corpo.

Adattamento alla Vita Quotidiana

La sfida più grande del Metodo del Guerriero è l'adattamento alla vita sociale e lavorativa quotidiana. È importante pianificare in modo che il periodo di alimentazione si adatti agli impegni sociali e lavorativi, riducendo al minimo l'impatto sulle attività quotidiane e mantenendo un equilibrio sano.

Transizione al Prossimo Capitolo

In conclusione, il Metodo del Guerriero, con la sua enfasi su un lungo periodo di digiuno seguito da un breve periodo di alimentazione, offre un approccio unico e intenso al digiuno intermittente. Mentre esploriamo queste diverse metodologie, è chiaro che il digiuno intermittente può essere altamente personalizzabile per adattarsi a vari stili di vita e obiettivi. Nel prossimo capitolo, ci sposteremo da una panoramica dei metodi di digiuno all'importante tema della preparazione e pianificazione per il digiuno, un passo essenziale per chiunque voglia intraprendere questo viaggio verso una salute migliorata.

Capitolo 4: Pianificazione e Preparazione al Digiuno

4.1. Preparare il corpo e la mente per il digiuno

Mentre ci avviciniamo al pratico aspetto del digiuno intermittente, è cruciale preparare sia il corpo sia la mente per questa transizione. Un approccio olistico che considera sia gli aspetti fisici sia psicologici è fondamentale per un'esperienza di digiuno di successo e sostenibile.

Preparazione Fisica

Adattamento Graduale

Iniziare con cambiamenti graduai è la chiave per preparare il corpo al digiuno. Se l'abitudine attuale include vari spuntini o pasti frequenti, iniziare riducendo questi spuntini e allungando gradualmente le ore tra i pasti. Questo processo aiuta il corpo a adattarsi a un maggiore intervallo di tempo senza cibo, riducendo potenziali disagi come l'irritabilità o il mal di testa.

Nutrizione Equilibrata

Prima di iniziare un regime di digiuno, è importante garantire che l'alimentazione sia ben bilanciata. Un apporto nutrizionale ottimale prepara il corpo, fornendo tutte le vitamine, i minerali e gli altri nutrienti necessari. Una dieta ricca di verdure, frutta, proteine di alta qualità, grassi salutari e carboidrati complessi è consigliata.

Controllo delle Porzioni

Per coloro che mirano al digiuno intermittente per la perdita di peso, è utile iniziare a essere più consapevoli delle porzioni alimentari durante le finestre di alimentazione. Questo aiuta a evitare l'overeating durante i periodi di non digiuno.

Preparazione Mentale

Stabilire Obiettivi Chiari

Comprendere chiaramente perché si sceglie di intraprendere il digiuno intermittente è fondamentale. Stabilire obiettivi realistici e motivazioni chiare aiuta a mantenere la focalizzazione e la disciplina, soprattutto nei momenti più impegnativi.

Mentalità di Crescita

Adottare una mentalità di crescita e vedere il digiuno come un viaggio di scoperta personale può essere estremamente benefico. Accogliere il digiuno come un'opportunità di imparare di più su sé stessi, le proprie abitudini alimentari e la relazione con il cibo.

Gestione delle Aspettative

È importante avere aspettative realistiche. I benefici del digiuno intermittente non sono immediati e richiedono tempo. Essere pazienti e gentili con sé stessi durante questo processo di adattamento è cruciale.

Conclusione e Transizione al Prossimo Punto

Preparare adeguatamente sia il corpo sia la mente è un passo essenziale prima di iniziare qualsiasi forma di digiuno intermittente. Questa preparazione garantirà non solo un inizio più confortevole ma anche maggiore successo a lungo termine. Nel prossimo punto, esploreremo come creare un piano di digiuno personalizzato, un passo fondamentale per integrare il digiuno nella vostra routine quotidiana in modo efficace.

4.2. Creare un piano di digiuno personalizzato

Dopo aver preparato il corpo e la mente, il passo successivo nel percorso del digiuno intermittente è la creazione di un piano di digiuno personalizzato. Questo piano dovrebbe essere su misura per adattarsi al tuo stile di vita, alle tue esigenze e ai tuoi obiettivi, garantendo così la massima efficacia e sostenibilità.

Valutare il Proprio Stile di Vita

Iniziare valutando il proprio stile di vita è cruciale. Considera i tuoi impegni quotidiani, la routine lavorativa, la vita sociale e familiare. Ad esempio, se le serate sono tipicamente occupate, potrebbe essere più conveniente pianificare il periodo di alimentazione durante il giorno. Allo stesso modo, se le mattine sono impegnative, iniziare la giornata con un digiuno potrebbe essere più gestibile.

Scegliere il Metodo di Digiuno Adatto

Basandoti sulla valutazione del tuo stile di vita, scegli il metodo di digiuno che si adatta meglio a te. Può essere il 16/8, il 5:2, il digiuno a giorni alterni o un altro metodo. È importante che il metodo scelto non ti sembri eccessivamente gravoso o in conflitto con le tue abitudini di vita quotidiane.

Pianificazione e Consistenza

Una volta selezionato il metodo, crea un programma. Se opti per il 16/8, decide gli orari specifici per il digiuno e l'alimentazione e cerca di attenerti a questi orari il più fedelmente possibile. La coerenza aiuta il corpo a regolarsi e rende il processo più semplice da un punto di vista psicologico.

Ascoltare il Proprio Corpo

Mentre segui il tuo piano di digiuno, è fondamentale ascoltare il tuo corpo. Nota come ti senti durante i periodi di digiuno e di alimentazione. Se riscontri problemi come stanchezza eccessiva o irritabilità, potrebbe essere necessario rivedere il piano.

Integrazione con la Nutrizione

Incorpora nel piano una strategia nutrizionale. Durante i periodi di alimentazione, assicurati che i tuoi pasti siano bilanciati e ricchi di nutrienti essenziali. Questo non solo supporta la tua salute generale ma aiuta anche a mantenere la sazietà durante i periodi di digiuno.

Monitoraggio e Adattamento

Tieni traccia dei tuoi progressi e delle tue sensazioni. Questo monitoraggio può includere il peso, le misure corporee, il livello di energia e qualsiasi altro indicatore di salute che ritieni importante. Sii pronto a adattare il tuo piano in base ai risultati e alle tue esperienze.

Conclusione e Transizione al Prossimo Punto

Creare un piano di digiuno personalizzato è un passo fondamentale verso il successo nel digiuno intermittente. Con un piano ben pensato, puoi massimizzare i benefici del digiuno mantenendo allo stesso tempo il tuo stile di vita e la tua salute. Nel prossimo punto, esploreremo le considerazioni dietetiche durante il digiuno intermittente, un aspetto fondamentale per garantire che il tuo corpo riceva il nutrimento di cui ha bisogno.

4.3. Considerazioni dietetiche durante il digiuno intermittente

Mentre si adotta un regime di digiuno intermittente, è fondamentale prestare attenzione alla qualità dell'alimentazione durante le finestre di assunzione del cibo. Questo approccio assicura che il corpo riceva tutti i nutrienti necessari per funzionare ottimamente, supportando sia il processo di digiuno sia gli obiettivi generali di salute e benessere.

Priorità Nutrizionali

Nutrienti Essenziali

Durante i periodi di alimentazione, è vitale concentrarsi su cibi ricchi di nutrienti. Questo include una varietà di frutta e verdura, proteine di alta qualità, grassi salutari e carboidrati complessi. Questi alimenti forniscono vitamine, minerali, fibre e altri nutrienti essenziali necessari per mantenere il corpo sano ed energizzato.

Bilanciare i Macronutrienti

Una dieta equilibrata in termini di proteine, grassi e carboidrati è essenziale. Le proteine sono fondamentali per la riparazione e la costruzione dei muscoli, i grassi forniscono energia e sostengono la salute cellulare, e i carboidrati complessi offrono una fonte di energia sostenibile e aiutano a mantenere la sazietà.

Idratazione

Mantenere un'adeguata idratazione è cruciale, soprattutto durante i periodi di digiuno. L'acqua aiuta nella regolazione della temperatura corporea, nel trasporto dei nutrienti e nella rimozione dei rifiuti. Bere acqua sufficiente può anche aiutare a gestire la fame e mantenere un buon livello di energia.

Gestione delle Calorie

Sebbene il digiuno intermittente non richieda un conteggio rigoroso delle calorie, è utile essere consapevoli dell'apporto calorico complessivo. Consumare troppo poco può portare a carenze nutrizionali e ridurre l'energia, mentre mangiare troppo può contrastare gli obiettivi di perdita di peso.

Qualità del Cibo

Dare la priorità alla qualità del cibo è tanto importante quanto l'attenzione alla quantità. Cibi integrali, non trasformati, dovrebbero costituire la maggior parte della dieta. Evita cibi altamente trasformati, zuccheri aggiunti e grassi non salutari, che possono influenzare negativamente sia la salute generale sia i progressi nel digiuno intermittente.

Adattabilità alle Esigenze Individuali

È essenziale adattare la dieta alle proprie esigenze individuali. Questo potrebbe significare aumentare l'apporto di proteine per chi è molto attivo fisicamente o includere più carboidrati complessi per chi richiede più energia durante il giorno.

Tenendo in considerazione queste linee guida dietetiche, è possibile ottimizzare i benefici del digiuno intermittente garantendo che il corpo sia nutrito, soddisfatto e capace di sostenere sia i periodi di digiuno sia la vita quotidiana. Nel prossimo punto, esploreremo gli strumenti e le risorse utili che possono assistere nel percorso del digiuno intermittente, fornendo supporto pratico e motivazionale.

4.4. Strumenti e risorse utili

Nel percorso del digiuno intermittente, l'utilizzo di strumenti e risorse adeguati può fare una grande differenza. Questi aiuti possono non solo facilitare il processo ma anche fornire supporto, motivazione e insight utili per ottimizzare l'esperienza di digiuno.

App per il Monitoraggio

App di Digiuno

Esistono diverse app progettate specificamente per il digiuno intermittente che possono aiutare a tenere traccia dei tuoi orari di digiuno e alimentazione. Queste app spesso includono timer, promemoria e calendari per aiutarti a rimanere in pista con il tuo programma di digiuno.

App di Monitoraggio Alimentare

Le app di monitoraggio alimentare possono essere utili per registrare l'apporto nutrizionale e calorico. Anche se il digiuno intermittente non richiede un conteggio rigoroso delle calorie, tenere traccia di ciò che si mangia può essere utile per garantire un equilibrio nutrizionale e per mantenere la consapevolezza delle abitudini alimentari.

Diari e Journaling

Tenere un diario può essere un modo efficace per registrare non solo i tuoi pasti e i tuoi orari di digiuno, ma anche per annotare come ti senti fisicamente e mentalmente. Questo può aiutare a identificare modelli, progressi e aree che necessitano di aggiustamenti.

Libri e Guide Educative

Letteratura sul Digiuno Intermittente

Leggere libri e guide sul digiuno intermittente può fornire una comprensione più profonda della scienza e della pratica dietro questa metodologia. Questo tipo di lettura può offrire anche strategie pratiche e consigli per superare le sfide comuni.

Ricettari

Ricettari che si concentrano su pasti nutrienti e bilanciati possono essere particolarmente utili. Questi possono aiutare nella preparazione di pasti che sono sia soddisfacenti sia in linea con gli obiettivi del digiuno intermittente.

Community e Supporto Online

Partecipare a forum online, gruppi di supporto o social media dedicati al digiuno intermittente può fornire un senso di comunità e responsabilità. Condividere esperienze, sfide e successi con altri può essere una fonte di motivazione e apprendimento.

Strumenti di Misurazione del Progresso

Bilance e Misuratori di Composizione Corporea

Strumenti come bilance intelligenti o misuratori di composizione corporea possono fornire dati utili sul progresso in termini di perdita di peso, percentuale di grasso corporeo e altri indicatori di salute.

Strumenti di Monitoraggio della Salute

Dispositivi come smartwatch o braccialetti fitness possono aiutare a monitorare l'attività fisica, il sonno e altri parametri di salute che possono essere influenzati dal digiuno intermittente.

Conclusione e Transizione al Prossimo Punto

Utilizzare questi strumenti e risorse può aumentare significativamente le probabilità di successo nel digiuno intermittente, fornendo supporto, guida e monitoraggio. Nel prossimo punto, discuteremo la gestione delle aspettative e l'impostazione degli obiettivi nel contesto del digiuno intermittente, un aspetto essenziale per mantenere una prospettiva equilibrata e realistica nel tuo viaggio verso il benessere.

4.5. Gestione delle aspettative e impostazione degli obiettivi

Una parte fondamentale di un approccio efficace al digiuno intermittente è la corretta gestione delle aspettative e l'impostazione di obiettivi realistici. Questo approccio aiuta a mantenere la motivazione e a garantire che il percorso di digiuno sia sostenibile e gratificante.

Comprendere la Realistica Tempistica dei Risultati

Evitare l'Attesa di Risultati Immediati

Mentre il digiuno intermittente può portare a risultati significativi, è importante non aspettarsi cambiamenti drastici immediati. La perdita di peso e gli altri benefici per la salute avvengono gradualmente. Aspettarsi miglioramenti istantanei può portare a delusione e frustrazione.

Riconoscere le Fluttuazioni

Durante il viaggio del digiuno intermittente, ci saranno alti e bassi. Comprendere che il peso corporeo e le prestazioni fisiche possono fluttuare giorno per giorno aiuta a mantenere una prospettiva equilibrata.

Stabilire Obiettivi Specifici e Misurabili

Obiettivi a Breve e Lungo Termine

Impostare sia obiettivi a breve che a lungo termine può fornire punti di riferimento chiari e mantenere la motivazione. Gli obiettivi a breve termine possono essere settimanali o mensili, mentre gli obiettivi a lungo termine possono guardare a diversi mesi o un anno.

Obiettivi Oltre la Perdita di Peso

Mentre la perdita di peso può essere un obiettivo comune, è importante considerare altri benefici come miglioramenti nel sonno, nell'energia, nella concentrazione e nella salute generale.

Adattare gli Obiettivi alle Proprie Esigenze

Personalizzazione

Adatta i tuoi obiettivi alle tue circostanze personali, incluse condizioni di salute, stile di vita e limitazioni. Gli obiettivi devono essere realistici e raggiungibili per essere efficaci.

Valutazione e Aggiustamento

Valuta periodicamente i tuoi progressi e sii pronto a modificare i tuoi obiettivi se necessario. Questo può includere l'adattamento del metodo di digiuno, la regolazione delle finestre di alimentazione o il cambiamento delle abitudini dietetiche.

Incoraggiare una Mentalità Positiva

Celebrazione dei Piccoli Successi

Riconoscere e celebrare i piccoli traguardi lungo il percorso aiuta a costruire fiducia e motivazione.

Ogni passo avanti, non importa quanto piccolo, è un progresso verso il tuo obiettivo generale.

Evitare il Confronto

Evita di confrontare i tuoi progressi con quelli degli altri. Ogni persona è unica, e così saranno i loro percorsi e risultati nel digiuno intermittente.

Conclusione e Transizione al Prossimo Capitolo

Gestire le aspettative e impostare obiettivi realistici è essenziale per un percorso di successo nel digiuno intermittente. Questo approccio assicura che si rimanga focalizzati e motivati, celebrando i progressi realizzati. Nel prossimo capitolo, entreremo nel dettaglio su come il digiuno intermittente faciliti la perdita di peso, esplorando le strategie per massimizzare questo aspetto.

Capitolo 5: Perdere Peso con il Digiuno Intermittente

5.1. Come il digiuno intermittente facilita la perdita di peso

La perdita di peso è uno degli obiettivi più comuni per coloro che adottano il digiuno intermittente. Comprendere come questa pratica faciliti la perdita di peso è essenziale per utilizzarla efficacemente.

Meccanismi di Perdita di Peso nel Digiuno Intermittente

Regolazione del Bilancio Energetico

Il digiuno intermittente aiuta a creare un deficit calorico, che è fondamentale per la perdita di peso. Alternando periodi di alimentazione a periodi di digiuno, spesso si riduce l'apporto calorico complessivo senza dover contare ogni caloria.

Miglioramento della Sensibilità all'Insulina

Durante il digiuno, i livelli di insulina diminuiscono. Questa riduzione migliora la sensibilità all'insulina, facilitando il processo del corpo di utilizzare il glucosio presente nel sangue. Una migliore sensibilità all'insulina aiuta a prevenire l'accumulo di grasso e promuove un utilizzo più efficiente dell'energia.

Aumento del Metabolismo dei Grassi

Il digiuno intermittente stimola il corpo a utilizzare le riserve di grasso per l'energia, un processo conosciuto come lipolisi. Questo è particolarmente evidente durante la chetosi, uno stato metabolico raggiunto durante i periodi prolungati di digiuno.

Effetti Sull'Ormone della Crescita

Il digiuno può aumentare i livelli dell'ormone della crescita, che ha effetti benefici sulla composizione corporea. L'ormone della crescita aiuta a costruire massa muscolare magra e a bruciare grassi, entrambi essenziali per una perdita di peso efficace.

Strategie Pratiche per Massimizzare la Perdita di Peso

Selezione del Metodo di Digiuno

Scegliere il metodo di digiuno più adatto al tuo stile di vita e ai tuoi obiettivi può influenzare significativamente l'efficacia nella perdita di peso. Ad esempio, alcune persone possono trovare il metodo 16/8 più gestibile e quindi più efficace a lungo termine.

Focus sulla Qualità del Cibo

Durante le finestre di alimentazione, è importante concentrarsi sulla qualità degli alimenti. Una dieta ricca di nutrienti, con un buon equilibrio di proteine, grassi salutari e carboidrati complessi, può supportare il processo di perdita di peso.

Integrazione dell'Attività Fisica

L'attività fisica, soprattutto l'esercizio aerobico e la resistenza, può aumentare ulteriormente il deficit calorico e migliorare la composizione corporea. L'esercizio fisico regolare dovrebbe essere una componente chiave del tuo piano di perdita di peso.

Considerazioni Importanti

Ascolto del Proprio Corpo

È cruciale ascoltare il proprio corpo e regolare il piano di digiuno se necessario. Se si avvertono sintomi come stanchezza eccessiva o irritabilità, può essere necessario rivedere il metodo di digiuno o la strategia alimentare.

Sostenibilità a Lungo Termine

La chiave per una perdita di peso di successo è la sostenibilità. Scegliere un approccio al digiuno intermittente che si adatti al tuo stile di vita e alle tue preferenze personali aumenta la probabilità di aderire al piano a lungo termine.

Conclusione e Transizione al Prossimo Punto

Il digiuno intermittente offre un mezzo efficace per facilitare la perdita di peso attraverso vari meccanismi fisiologici e modifiche comportamentali. Comprendendo questi principi, si può massimizzare l'efficacia della perdita di peso. Nel prossimo punto, esploreremo strategie specifiche per massimizzare la perdita di peso nel contesto del digiuno intermittente.

5.2. Strategie per massimizzare la perdita di peso

Una volta compresi i meccanismi di base attraverso cui il digiuno intermittente facilita la perdita di peso, è importante esplorare strategie specifiche per massimizzare questo processo. Queste strategie possono aiutare a ottimizzare i risultati e a mantenere la perdita di peso nel tempo.

Pianificazione Attenta dei Pasti

Bilanciamento Nutrizionale

Durante le finestre di alimentazione, concentrarsi su pasti ben bilanciati che includano una varietà di nutrienti essenziali. Ogni pasto dovrebbe contenere una buona fonte di proteine magre, grassi salutari e carboidrati complessi. Questo approccio non solo supporta la perdita di peso ma anche la salute generale.

Prevenire l'Overeating

Evitare di mangiare eccessivamente durante le finestre di alimentazione è fondamentale. Anche se si è in un periodo di non digiuno, è importante ascoltare i segnali di fame e sazietà del corpo ed evitare di mangiare più del necessario.

Esercizio Fisico Regolare

Combinare Cardio e Allenamento di Forza

Un programma di esercizi che combina sia attività cardiovascolare sia allenamento di forza può aumentare significativamente la perdita di grasso. Mentre il cardio aiuta a bruciare calorie, l'allenamento di forza costruisce muscoli che migliorano il metabolismo basale.

Tempismo dell'Esercizio

Sperimenta con il tempismo dell'esercizio fisico. Alcuni trovano benefico allenarsi durante la finestra di alimentazione, mentre altri preferiscono allenarsi durante il periodo di digiuno per potenziare la lipolisi.

Gestione dello Stress e del Sonno

Controllo dello Stress

Livelli elevati di stress possono influenzare negativamente la perdita di peso, aumentando l'appetito e promuovendo il deposito di grasso, in particolare nella zona addominale. Tecniche di gestione dello stress come la meditazione, lo yoga o la respirazione profonda possono essere utili.

Importanza del Sonno

Un sonno adeguato è vitale per una perdita di peso efficace. La mancanza di sonno può alterare gli ormoni che regolano la fame e aumentare il desiderio di cibi ad alto contenuto calorico.

Idratazione

Bevande Senza Calorie

Bere abbondante acqua e mantenere un'adeguata idratazione è cruciale. L'acqua può aiutare a gestire la fame e aumentare il metabolismo. Durante i periodi di digiuno, le bevande come acqua, tè e caffè senza zucchero sono consigliate.

Ascoltare il Proprio Corpo

Adattamenti Individuali

Riconoscere che ogni corpo reagisce diversamente. Se una strategia non funziona per te, non esitare a modificarla. Ascoltare il proprio corpo è fondamentale per trovare ciò che funziona meglio.

Conclusione e Transizione al Prossimo Punto

Adottando queste strategie, si può massimizzare la perdita di peso attraverso il digiuno intermittente.

Nel prossimo punto, esamineremo come evitare le trappole comuni della perdita di peso, un aspetto importante per mantenere i benefici a lungo termine.

5.3. Evitare le trappole comuni della perdita di peso

Nel percorso verso la perdita di peso con il digiuno intermittente, è facile incappare in alcune trappole comuni. Essere consapevoli di questi ostacoli può aiutare a evitarli e a mantenere un progresso costante e sano.

Aspettative Irrealistiche

Evitare la Mentalità del "Tutto o Niente"

Uno degli errori più comuni è avere aspettative irrealistiche, come perdere peso troppo velocemente. Questo può portare a frustrazione e a un approccio estremo del "tutto o niente" che spesso termina con l'abbandono del piano di digiuno.

Stabilire Obiettivi Realistici

Impostare obiettivi di perdita di peso realistici e raggiungibili è fondamentale. Ricorda che la perdita di peso sostenibile avviene gradualmente. Una riduzione di peso di circa 0,5-1 kg a settimana è generalmente considerata sana e sostenibile.

Sottovalutare l'Apporto Calorico

Attenzione ai Pasti "Liberi"

Durante le finestre di alimentazione, può essere facile sottovalutare l'apporto calorico. Anche se il digiuno intermittente non si basa sul conteggio calorico, è importante essere consapevoli della quantità e della qualità del cibo consumato.

Equilibrio Nutrizionale

Assicurati che i tuoi pasti siano ben bilanciati. Consumare troppi cibi ad alta densità calorica senza sufficienti nutrienti può ostacolare la perdita di peso.

Trascurare Altri Aspetti della Salute

Importanza dell'Esercizio Fisico

La perdita di peso non dipende solo dalla dieta. L'esercizio fisico regolare è un componente essenziale per una perdita di peso efficace e per il miglioramento della salute generale.

Salute Mentale ed Emotiva

La salute mentale ed emotiva giocano un ruolo significativo nella perdita di peso. Stress e disturbi del sonno possono influenzare negativamente il metabolismo e le abitudini alimentari.

Mancanza di Supporto

Cercare Supporto

Il percorso di perdita di peso può essere difficile da affrontare da soli. Avere un sistema di supporto, che sia un gruppo di digiuno, amici, familiari o un professionista, può fornire incoraggiamento e responsabilità.

Uso di Community Online

Le community online possono offrire consigli, supporto e condivisione di esperienze con altri che seguono percorsi simili.

Rilassarsi Troppo in Fasi Avanzate

Mantenere la Coerenza

Anche dopo aver raggiunto significativi risultati di perdita di peso, è importante mantenere la coerenza nel regime di digiuno e nelle abitudini alimentari sane.

Evitare la Compiacenza

Non lasciarti andare alla compiacenza. Continua a monitorare i tuoi progressi e rimani fedele alle pratiche che hanno portato al successo.

Conclusione e Transizione al Prossimo Punto

Evitando queste trappole comuni, puoi massimizzare la tua perdita di peso e mantenere i risultati nel tempo. Nel prossimo punto, esploreremo storie di successo e testimonianze, che possono fornire ulteriore motivazione e ispirazione nel tuo viaggio di perdita di peso con il digiuno intermittente.

5.4. Storie di successo e testimonianze

Le storie di successo e le testimonianze sono potenti fonti di ispirazione e motivazione, specialmente nel contesto del digiuno intermittente. Ascoltare o leggere le esperienze positive degli altri può fornire la conferma che il digiuno intermittente può essere un percorso efficace verso una migliore salute e perdita di peso.

Variazione nelle Esperienze

Le storie di successo nel digiuno intermittente sono diverse quanto le persone che le raccontano. Queste storie possono variare da significative perdite di peso a miglioramenti nella salute generale, aumento dell'energia e benessere mentale. Questa varietà dimostra l'adattabilità del digiuno intermittente a diverse esigenze e stili di vita.

Elementi Comuni nelle Storie di Successo

Coerenza e Pazienza

Molte storie di successo sottolineano l'importanza della coerenza e della pazienza. Gli individui spesso raccontano di come hanno dovuto adattarsi gradualmente al digiuno intermittente e di come, nel tempo, hanno iniziato a vedere cambiamenti positivi.

Superare le Sfide

Comune è anche il tema del superamento delle sfide, come la gestione della fame, l'adattamento ai cambiamenti nella routine alimentare e la resistenza alle tentazioni. Ascoltare come gli altri hanno affrontato e superato queste sfide può essere estremamente motivante.

Stile di Vita Sostenibile

Un altro tema ricorrente nelle storie di successo è la sostenibilità del digiuno intermittente come stile di vita, piuttosto che come dieta temporanea. Molte persone descrivono come il digiuno intermittente sia diventato una parte naturale della loro routine quotidiana.

Impatto Psicologico

Aumento della Fiducia in Sé Stessi

Sentire come altri hanno migliorato la loro autostima e fiducia in sé stessi attraverso il digiuno intermittente può essere particolarmente ispiratore. Questi cambiamenti possono essere il risultato non solo della perdita di peso, ma anche del miglioramento della salute generale e della sensazione di controllo sul proprio benessere.

Cambiamenti Nella Relazione con il Cibo

Le testimonianze spesso evidenziano come il digiuno intermittente abbia cambiato il rapporto con il cibo, portando a una maggiore consapevolezza e scelte più consapevoli.

Condivisione e Comunità

Partecipare a comunità online o gruppi di supporto dove le persone condividono le loro storie può fornire un senso di appartenenza e comprensione. Ascoltare o condividere esperienze può rafforzare la determinazione e fornire nuove idee o strategie per affrontare le sfide personali.

Conclusione e Transizione al Prossimo Punto

Le storie di successo e le testimonianze offrono non solo prova dell'efficacia del digiuno intermittente, ma anche preziose lezioni e ispirazione. Nel prossimo punto, esamineremo come sostenere la perdita di peso a lungo termine, un aspetto cruciale per mantenere i benefici raggiunti attraverso il digiuno intermittente.

5.5. Sostenere la perdita di peso a lungo termine

Mantenere la perdita di peso a lungo termine è forse la sfida più significativa nel percorso del digiuno intermittente. È cruciale adottare strategie che non solo facilitino la perdita di peso iniziale, ma che aiutino anche a mantenere questi risultati nel tempo.

Adottare il Digiuno Intermittente come Stile di Vita Oltre la Dieta

Il successo a lungo termine con il digiuno intermittente richiede di vederlo non come una dieta temporanea, ma come un cambiamento dello stile di vita. Questo implica integrare il digiuno nella routine quotidiana in modo sostenibile e confortevole.

Flessibilità e Adattabilità

La flessibilità è fondamentale. Essere disposti a adattare il piano di digiuno in base ai cambiamenti nel proprio stile di vita, salute e obiettivi è importante per mantenere la sostenibilità a lungo termine.

Monitoraggio e Valutazione Continui

Revisione Regolare degli Obiettivi

Valutare periodicamente i tuoi progressi e gli obiettivi è essenziale. Ciò può includere il monitoraggio del peso, ma anche altri indicatori di salute come livelli di energia, qualità del sonno e benessere generale.

Aggiustamenti Basati sui Risultati

Sii pronto a fare aggiustamenti nel tuo piano di digiuno o nella tua strategia dietetica in base ai risultati che stai ottenendo e a come ti senti.

Mantenere l'Equilibrio Nutrizionale

Importanza di una Dieta Equilibrata

Continua a concentrarti su un'alimentazione equilibrata durante le finestre di alimentazione. Consumare una varietà di alimenti ricchi di nutrienti è fondamentale per mantenere il corpo sano e prevenire carenze nutrizionali.

Evitare le Restrizioni Eccessive

Evita di imporre restrizioni alimentari eccessivamente severe. Una dieta troppo limitante può essere difficile da mantenere a lungo termine e può portare a carenze nutrizionali e a un rapporto malsano con il cibo.

Gestione dello Stress e del Sonno

Tecniche di Riduzione dello Stress

Implementa pratiche regolari per gestire lo stress, come meditazione, esercizi di respirazione o attività ricreative. Lo stress eccessivo può compromettere la perdita di peso e il benessere generale.

Priorità al Sonno di Qualità

Assicurati di ottenere un sonno di qualità sufficiente. La mancanza di sonno può influenzare negativamente gli ormoni della fame e rendere più difficile mantenere la perdita di peso.

Costruire un Supporto Sostenibile

Rete di Supporto

Mantenere o costruire una rete di supporto, che includa amici, familiari o gruppi online, può fornire incoraggiamento e consigli utili.

Condivisione e Apprendimento

Condividere esperienze e imparare dagli altri può offrire nuove prospettive e strategie per affrontare le sfide comuni nel mantenimento della perdita di peso.

Conclusione e Transizione al Prossimo Capitolo

Attraverso questi approcci, la perdita di peso raggiunta con il digiuno intermittente può essere mantenuta efficacemente nel lungo termine. Nel prossimo capitolo, ci concentreremo su come identificare e superare le sfide comuni nel digiuno intermittente, un aspetto fondamentale per mantenere i progressi nel tempo.

Capitolo 6: Superare le Sfide del Digiuno Intermittente

6.1. Identificazione e gestione degli ostacoli comuni

Il successo nel digiuno intermittente richiede non solo una buona pianificazione e strategia, ma anche la capacità di riconoscere e superare gli ostacoli comuni che possono sorgere lungo il percorso. Questa sezione esplora le sfide tipiche e fornisce suggerimenti su come affrontarle.

Fase di Adattamento

Affrontare il Disagio Iniziale

All'inizio del digiuno intermittente, è comune sperimentare disagio come fame, mal di testa o irritabilità. È importante riconoscere che questi sono spesso segni della fase di adattamento del corpo. Per gestirli, inizia gradualmente, aumentando lentamente la durata del digiuno.

Ascoltare il Proprio Corpo

Ascoltare attentamente il proprio corpo durante questo periodo è essenziale. Se i sintomi sono troppo intensi, può essere necessario rivedere il piano di digiuno o consultare un professionista sanitario.

Sfide Alimentari

Gestire le Voglie

Le voglie di cibi specifici possono essere una sfida, specialmente durante il periodo di digiuno. Per affrontarle, assicurati che i tuoi pasti siano nutrienti e sazianti, e cerca di identificare se le voglie sono dettate da abitudini o da emotività.

Evitare l'Overeating

Evitare l'overeating durante le finestre di alimentazione è cruciale. Concentrati sulla qualità del cibo piuttosto che sulla quantità, e pratica l'ascolto attento dei segnali di fame e sazietà del tuo corpo.

Ostacoli Emotivi e Mentali

Superare le Barriere Mentali

Le sfide mentali come la mancanza di motivazione o il sentirsi scoraggiati possono presentarsi, soprattutto di fronte a progressi lenti o stagnanti.

Per superarle, ricorda perché hai iniziato il digiuno intermittente e celebra i piccoli successi lungo il percorso.

Gestire lo Stress e l'Ansia

Lo stress e l'ansia possono interferire con il digiuno intermittente, spesso portando a mangiare emotivamente. Trova modi sani per gestire lo stress, come l'esercizio fisico, la meditazione o hobby rilassanti.

Impatti Sociali

Navigare nelle Situazioni Sociali

Le situazioni sociali, come le cene o gli eventi, possono rappresentare una sfida, specialmente quando coincidono con il periodo di digiuno. Pianifica in anticipo, scegliendo di spostare la finestra di alimentazione o decidendo consapevolmente di fare un'eccezione per quell'evento.

Supporto da Amici e Familiari

Comunicare con amici e familiari sui tuoi obiettivi e sul tuo programma di digiuno può aiutare a ottenere il loro supporto e comprensione.

Conclusione e Transizione al Prossimo Punto

Riconoscere e gestire queste sfide è un passo fondamentale per mantenere il successo a lungo termine nel digiuno intermittente. Nel prossimo punto, esploreremo specificamente come gestire la fame e la voglia di cibo durante il digiuno, una delle sfide più comuni affrontate in questo percorso.

6.2. Consigli per gestire la fame e la voglia di cibo

La gestione della fame e delle voglie è una delle sfide più comuni nel digiuno intermittente. Affrontare efficacemente questi momenti può fare la differenza nel mantenere il percorso di digiuno sostenibile e gratificante.

Comprensione della Fame

Fame Fisica vs Fame Emotiva

Distinguere tra fame fisica e fame emotiva è fondamentale. Mentre la fame fisica è una necessità naturale del corpo, la fame emotiva è spesso scatenata da stress, noia o abitudini. Riconoscere il tipo di fame può aiutare a prendere decisioni più consapevoli sul cibo.

Ascolto dei Segnali del Corpo

Impara a riconoscere i segnali del tuo corpo. La fame fisica si manifesta gradualmente e si risolve con l'alimentazione, mentre la fame emotiva appare all'improvviso e desidera cibi specifici, spesso non salutari.

Strategie per Gestire la Fame

Idratazione

Bere abbondante acqua può aiutare a gestire la fame, poiché a volte il corpo confonde la sete con la fame. Bere un bicchiere d'acqua quando si avverte la fame può fornire un momento di pausa per valutare se la fame è reale o emotiva.

Alimenti Ricchi di Fibre e Proteine

Durante le finestre di alimentazione, includi alimenti ricchi di fibre e proteine. Questi nutrienti aiutano a mantenere la sazietà più a lungo, riducendo la fame durante i periodi di digiuno.

Distrazione e Attività

Trovare modi per distrarsi o impegnarsi in un'attività può essere un ottimo modo per superare momenti temporanei di fame intensa. L'attività fisica, la lettura o un hobby possono deviare l'attenzione dal cibo.

Gestione delle Voglie

Identificazione delle Cause

Comprendere cosa scatena le tue voglie è il primo passo per gestirle. Questo può includere fattori emotivi, ambientali o certi schemi abitudinali.

Alternative Sane

Avere a disposizione spuntini sani può aiutare a soddisfare le voglie senza compromettere i tuoi obiettivi di digiuno. Questi spuntini dovrebbero essere nutrienti e a basso contenuto calorico, come frutta, verdura, noci o yogurt greco.

Tecniche di Mindfulness

Praticare la mindfulness può aiutare a gestire le voglie. Questo può includere tecniche di respirazione profonda, meditazione o semplicemente fare una pausa per riflettere sui motivi della tua voglia.

Gestire efficacemente la fame e le voglie è un elemento cruciale per il successo nel digiuno intermittente. Implementando queste strategie, puoi navigare questi momenti difficili e mantenere il tuo percorso di digiuno sulla giusta rotta. Nel prossimo punto, esamineremo come mantenere la motivazione e l'autocontrollo, due aspetti fondamentali per perseverare nel digiuno intermittente.

6.3. Mantenere la motivazione e l'autocontrollo

Mantenere la motivazione e l'autocontrollo è essenziale nel perseguire qualsiasi obiettivo a lungo termine, e ciò è particolarmente vero nel caso del digiuno intermittente. Questi aspetti possono spesso essere la chiave per superare le sfide e rimanere in pista.

Identificare la Motivazione Intrinseca

Scoprire il "Perché"

Comprendere il motivo personale e profondo per cui si sceglie il digiuno intermittente può servire come potente motivatore. Che si tratti di migliorare la salute, perdere peso, o aumentare l'energia, avere un chiaro "perché" aiuta a rimanere focalizzati anche nei momenti difficili.

Stabilire Obiettivi Personali

Imposta obiettivi che siano significativi per te. Gli obiettivi devono essere specifici, misurabili, raggiungibili, rilevanti e temporali (SMART) per massimizzare la probabilità di successo.

Creare una Routine Sostenibile

Integrazione nel Lifestyle

Adattare il regime di digiuno al tuo stile di vita, piuttosto che il contrario, aumenta le possibilità di adesione a lungo termine. Una routine che si adatta bene alla tua vita quotidiana è meno probabile che richieda un eccessivo autocontrollo.

Regolarità e Prevedibilità

Mantenere un certo grado di regolarità e prevedibilità nella tua routine di digiuno può aiutare a ridurre lo stress e l'affaticamento decisionale associati alla scelta di quando e cosa mangiare.

Uso di Tecniche di Autocontrollo

Pianificazione Anticipata

Pianificare i pasti e le finestre di digiuno in anticipo può aiutare a evitare decisioni impulsive che potrebbero ostacolare il tuo progresso.

Tecniche di Distrazione

Quando si presentano le voglie o la tentazione, utilizzare tecniche di distrazione come fare una passeggiata, leggere un libro, o praticare un hobby per spostare l'attenzione.

Supporto Esterno e Responsabilità

Rete di Supporto

Costruire una rete di supporto di amici, familiari o altri individui che seguono un percorso simile può offrire incoraggiamento e responsabilità.

Gruppi e Community Online

Unirsi a gruppi o community online dedicati al digiuno intermittente può fornire una fonte costante di motivazione e consigli utili.

Riflessione e Autovalutazione

Monitoraggio dei Progressi

Tenere traccia dei progressi, sia fisici che emotivi, può essere un potente motivatore. Questo può includere il monitoraggio del peso, delle misurazioni del corpo, o semplicemente annotare come ti senti.

Adattamento e Flessibilità

Essere disposti a adattare il tuo approccio in base ai risultati e alle esperienze personali è importante. La flessibilità può prevenire la frustrazione e mantenere il processo più gestibile.

Conclusione e Transizione al Prossimo Punto

Mantenere la motivazione e l'autocontrollo nel digiuno intermittente richiede un mix di strategie personali, supporto esterno e una buona dose di autoconsapevolezza. Nel prossimo punto, discuteremo il supporto sociale e comunitario nel digiuno intermittente, un altro aspetto fondamentale per una pratica di successo e duratura.

6.4. Supporto sociale e comunitario nel digiuno

Il supporto sociale e comunitario gioca un ruolo cruciale nel mantenere la motivazione e l'adesione al digiuno intermittente. La presenza di una rete di supporto può rendere il viaggio meno isolante e più gratificante.

Importanza del Supporto Sociale

Sentimento di Appartenenza

Il senso di appartenenza a una comunità che condivide gli stessi obiettivi può essere enormemente rassicurante. Sapere che non sei solo nelle tue sfide quotidiane può aumentare la motivazione e la forza di volontà.

Scambio di Consigli e Strategie

Interagire con gli altri permette lo scambio di consigli, trucchi e strategie che hanno funzionato per altri. Questo tipo di apprendimento collettivo è inestimabile, specialmente per chi è nuovo al digiuno intermittente.

Trovare o Creare Gruppi di Supporto

Gruppi e Forum Online

I forum e i gruppi online, come quelli su piattaforme social come Facebook, Reddit, o forum specializzati, offrono un luogo dove condividere esperienze, porre domande e ricevere supporto.

Gruppi Locali e Meetup

Partecipare a gruppi locali o meetup può offrire un supporto più personalizzato. Incontrare persone di persona per condividere esperienze può essere particolarmente motivante.

Superare le Sfide Sociali

Gestire le Situazioni Sociali

Navigare in situazioni sociali, come cene o feste, può essere una sfida nel digiuno intermittente. Discutere in anticipo con gli amici e la famiglia sul tuo regime di digiuno può aiutare a ridurre l'imbarazzo e a trovare compromessi.

Coinvolgimento di Amici e Familiari

Spiegare i benefici e il funzionamento del digiuno intermittente ad amici e familiari può portare alla loro comprensione e, possibilmente, al loro supporto attivo nel tuo viaggio.

Benefici Emotivi del Supporto

Riduzione dello Stress

Sapere di avere una rete di supporto può ridurre significativamente lo stress associato al cambiamento delle abitudini alimentari e di stile di vita.

Rinforzo Positivo

Ricevere rinforzi positivi dai membri del gruppo può aumentare l'autostima e la fiducia nelle proprie capacità di aderire al digiuno intermittente.

Conclusione e Transizione al Prossimo Punto

Il supporto sociale e comunitario nel digiuno intermittente non solo fornisce una fonte di incoraggiamento e consigli, ma può anche essere un potente strumento per superare le sfide e raggiungere i propri obiettivi. Nel prossimo punto, esploreremo quando potrebbe essere necessario interrompere o modificare il digiuno, una considerazione cruciale per assicurare che la pratica sia sempre salutare e benefica.

6.5. Riconoscere Quando interrompere o modificare il digiuno

Nel percorso del digiuno intermittente, è essenziale riconoscere i segnali che indicano la necessità di interrompere o modificare il regime di digiuno. Ascoltare attentamente il proprio corpo e rispondere ai suoi segnali può prevenire problemi di salute e garantire che il digiuno rimanga una pratica sana e sostenibile.

Segnali Fisici da Monitorare

Sentirsi Eccessivamente Stanchi o Deboli

Se inizi a sentirti regolarmente stanco o debole, potrebbe essere un segno che il tuo corpo non si sta adattando bene al digiuno. Questo può essere particolarmente vero se l'affaticamento interrompe le attività quotidiane o l'esercizio fisico.

Problemi Digestivi

Problemi come costipazione cronica, diarrea o disagio addominale possono essere segnali che il digiuno intermittente sta impattando negativamente la tua digestione.

Variazioni dell'Umore e Irritabilità

Cambiamenti dell'umore, come irritabilità o depressione, possono essere segni che il digiuno sta influenzando negativamente la tua salute mentale.

Segnali Emotivi e Mentali

Ossessione per il Cibo e i Pasti

Se trovi che il digiuno ti porta a essere ossessionato dal cibo o dai prossimi pasti, potrebbe essere il momento di rivedere il tuo approccio.

Sentirsi Sopraffatti o Stressati

Se il digiuno aggiungesse stress significativo alla tua vita, potrebbe non essere il momento giusto per impegnarsi in questa pratica.

Considerazioni di Salute Generale

Monitorare Condizioni Preesistenti

Se hai condizioni di salute preesistenti, è fondamentale monitorare attentamente i loro sintomi. In alcuni casi, il digiuno può richiedere un adattamento per non peggiorare queste condizioni.

Consultare Professionisti Sanitari

Se sospetti che il digiuno stia influenzando negativamente la tua salute, è importante consultare un medico o un dietologo. Possono fornire consigli personalizzati e aiutarti a decidere se continuare, modificare o interrompere il digiuno.

Adattamento del Regime di Digiuno

Modificare la Durata del Digiuno

Se trovi che il digiuno sia troppo impegnativo, considera di ridurre la durata dei periodi di digiuno o di cambiare il metodo di digiuno.

Ascoltare il Proprio Corpo

Essere aperti a fare aggiustamenti in base a come ti senti è vitale. Il digiuno intermittente dovrebbe migliorare la tua salute e il tuo benessere, non diminuirli.

Conclusione e Transizione al Prossimo Capitolo

Ascoltare attentamente il proprio corpo e riconoscere i segnali che indicano la necessità di interrompere o modificare il digiuno è essenziale per mantenere questa pratica benefica e sana. Nel prossimo capitolo, esploreremo come il digiuno intermittente si inserisce in una strategia complessiva di benessere e salute, enfatizzando l'importanza di un approccio olistico.

Capitolo 7: Benefici a Lungo Termine del Digiuno Intermittente

7.1. Integrare il Digiuno in un Approccio Olistico alla Salute e al Benessere

Il digiuno intermittente, per essere veramente efficace, dovrebbe essere integrato in un approccio olistico alla salute e al benessere. Questo significa considerarlo non solo come un metodo di perdita di peso, ma come parte di una strategia complessiva per migliorare la qualità della vita.

Oltre la Perdita di Peso

Salute Fisica Generale

Mentre il digiuno intermittente può aiutare nella perdita di peso, i suoi benefici possono estendersi a molti altri aspetti della salute fisica, come la migliorata sensibilità all'insulina, la riduzione dell'infiammazione e il potenziamento della salute cardiovascolare.

Prevenzione e Gestione delle Malattie

Il digiuno intermittente può giocare un ruolo nella prevenzione e nella gestione di alcune condizioni croniche, come il diabete di tipo 2, alcune forme di cancro e malattie cardiache.

Salute Mentale ed Emotiva

Miglioramento della Chiarezza Mentale

Molti praticanti del digiuno intermittente riferiscono miglioramenti nella chiarezza mentale e nella concentrazione. Questo può essere attribuito a vari fattori, tra cui la riduzione dell'infiammazione e un miglior bilancio energetico.

Gestione dello Stress e dell'Umore

Il digiuno può influenzare positivamente l'umore e la gestione dello stress. Tuttavia, è importante monitorare questi aspetti e assicurarsi che il digiuno non aggiunga stress aggiuntivo alla vita.

Alimentazione e Nutrizione

Importanza di una Dieta Equilibrata

Una dieta nutriente ed equilibrata è cruciale. Il digiuno intermittente dovrebbe essere combinato con scelte alimentari sane per massimizzare i benefici sulla salute e sostenere la perdita di peso a lungo termine.

Ascolto del Corpo

Ascoltare i segnali del proprio corpo riguardo alle esigenze nutrizionali è essenziale. Adattare la dieta in base a queste esigenze aiuta a mantenere l'energia e il benessere generale.

Esercizio Fisico e Attività

Esercizio Regolare

L'integrazione di un esercizio fisico regolare nel regime di digiuno intermittente può amplificare i suoi benefici. L'attività fisica, sia aerobica sia di forza, è importante per la salute del cuore, la gestione del peso e il benessere generale.

Varietà di Attività

Incorporare una varietà di attività fisiche può mantenere l'esercizio interessante e benefico. Questo include attività come camminare, nuotare, yoga e allenamento con i pesi.

Benessere Olistico

Considerazioni sullo Stile di Vita

Un approccio olistico al benessere include anche altri aspetti dello stile di vita, come il sonno adeguato, la gestione dello stress e il mantenimento di relazioni sociali sane.

Ascoltare il Proprio Corpo

Essere in sintonia con le esigenze del proprio corpo e della propria mente è fondamentale. Questo include riconoscere quando è necessario riposare, cambiare abitudini o cercare supporto professionale.

Conclusione e Transizione al Prossimo Punto

Integrando il digiuno intermittente in un approccio olistico alla salute, è possibile non solo perdere peso, ma anche migliorare la qualità della vita in generale. Nel prossimo punto, esploreremo come il digiuno intermittente possa essere adattato alle diverse fasi della vita, garantendo che rimanga un approccio salutare e flessibile alle mutevoli esigenze.

7.2. Adattare il Digiuno Intermittente alle Diverse Fasi della Vita

Il digiuno intermittente può essere un potente strumento per migliorare la salute e la gestione del peso, ma è essenziale riconoscere che le esigenze del corpo possono cambiare nelle diverse fasi della vita. Adattare il digiuno a queste variazioni può assicurare che resti un metodo salutare ed efficace.

Digiuno Intermittente nei Giovani Adulti

Energia e Crescita

Nei giovani adulti, il digiuno intermittente deve bilanciare le esigenze di energia e crescita. È importante garantire un'adeguata assunzione di nutrienti per supportare uno stile di vita attivo e lo sviluppo fisico.

Costruzione di Abitudini Salutari

Questa fase della vita è un'opportunità ideale per costruire abitudini alimentari e di esercizio fisico salutari. Il digiuno intermittente può aiutare a sviluppare la consapevolezza del corpo e delle sue esigenze nutrizionali.

Digiuno Intermittente in Età Matura

Metabolismo e Salute

Con l'avanzare dell'età, il metabolismo tende a rallentare. Il digiuno intermittente può essere un modo efficace per gestire il peso e supportare la salute metabolica, ma dovrebbe essere accompagnato da una dieta nutritiva e attività fisica regolare.

Prevenzione delle Malattie

In questa fase della vita, la prevenzione di malattie come il diabete di tipo due e le malattie cardiache diventa prioritaria. Il digiuno intermittente può giocare un ruolo nella riduzione dei fattori di rischio per queste condizioni.

Digiuno Intermittente durante la Gravidanza e l'Allattamento

Consultare un Professionista Sanitario

Durante la gravidanza e l'allattamento, le esigenze nutrizionali del corpo aumentano significativamente. È essenziale consultare un medico prima di iniziare o continuare un regime di digiuno intermittente in questi periodi.

Focus sulla Nutrizione

Se approvato da un professionista sanitario, il digiuno intermittente durante questi periodi dovrebbe enfatizzare particolarmente una nutrizione adeguata e bilanciata per supportare la salute della madre e del bambino.

Adattare il Digiuno a Condizioni di Salute Specifiche

Ascoltare il Corpo e i Consigli Medici

Per chi ha condizioni di salute specifiche, come malattie metaboliche o disturbi alimentari, è cruciale ascoltare attentamente il proprio corpo e seguire i consigli dei professionisti sanitari riguardo al digiuno intermittente.

Adattamenti Personalizzati

In alcuni casi, possono essere necessari adattamenti specifici, come ridurre la durata del digiuno o modificarne la frequenza, per garantire che la pratica sia sicura ed efficace.

Conclusione e Transizione al Prossimo Punto

Adattare il digiuno intermittente alle diverse fasi della vita assicura che questa pratica rimanga benefica e sostenibile. Nel prossimo punto, esamineremo l'importanza di bilanciare il digiuno intermittente con una nutrizione adeguata, un aspetto cruciale per ottenere il massimo beneficio da questa pratica.

7.3. Equilibrio tra Digiuno e Nutrizione Adeguata

Mentre il digiuno intermittente è un approccio efficace per la salute e la perdita di peso, è fondamentale equilibrarlo con una nutrizione adeguata. Questo equilibrio garantisce che il corpo riceva tutti i nutrienti necessari per funzionare ottimamente, pur beneficiando delle fasi di digiuno.

Importanza dell'Equilibrio Nutrizionale

Prevenire Carenze Nutrizionali

Durante le finestre di alimentazione, è essenziale concentrarsi sulla qualità e la varietà degli alimenti per prevenire carenze nutrizionali. Una dieta ricca di frutta, verdura, proteine magre, grassi sani e carboidrati complessi fornisce un ampio spettro di nutrienti essenziali.

Supporto al Metabolismo e alla Salute Generale

Una dieta equilibrata supporta il metabolismo, aiuta nella regolazione del peso e contribuisce alla salute generale, compresa la funzione immunitaria e la salute mentale.

Pianificazione dei Pasti durante il Digiuno Intermittente

Strategie per la Pianificazione dei Pasti

Pianificare i pasti in anticipo può aiutare a garantire che consumi una varietà di alimenti nutrienti. Considera l'inclusione di alimenti da tutti i gruppi alimentari e l'uso di spezie ed erbe per arricchire il sapore senza aggiungere calorie eccessive.

Controllo delle Porzioni

Durante le finestre di alimentazione, è importante prestare attenzione alle dimensioni delle porzioni. Mangiare troppo o troppo poco può compromettere sia gli obiettivi di digiuno sia quelli nutrizionali.

Integrazione della Variazione Dietetica

Diversità Alimentare

Includere una vasta gamma di alimenti nel tuo regime alimentare non solo fornisce una gamma di nutrienti essenziali, ma può anche rendere l'alimentazione più piacevole e meno monotona.

Ascoltare i Bisogni del Corpo

Essere attenti ai segnali del proprio corpo può aiutare a guidare le scelte alimentari. Ad esempio, se ti senti stanco, potresti aver bisogno di più carboidrati complessi o ferro nella tua dieta.

Considerazioni Speciali

Adattamenti per Attività Fisica

Se sei molto attivo fisicamente, potresti aver bisogno di aumentare l'apporto calorico o di aggiustare i tempi dei tuoi pasti per assicurare un'adeguata energia e recupero muscolare.

Adattamento alle Esigenze Individuali

Riconosci che le esigenze nutrizionali possono variare ampiamente tra individui diversi. Fattori come età, sesso, stato di salute, livello di attività e obiettivi personali influenzano il tipo di nutrizione necessaria.

Un equilibrio attento tra digiuno e nutrizione adeguata è la chiave per sfruttare i massimi benefici del digiuno intermittente. Nel prossimo punto, esamineremo come integrare il digiuno intermittente con altre pratiche di benessere per un approccio olistico alla salute.

7.4. Integrare il Digiuno Intermittente con Altre Pratiche di Benessere

Per massimizzare i benefici del digiuno intermittente, è vantaggioso integrarlo con altre pratiche di benessere. Questo approccio olistico non solo può migliorare i risultati del digiuno, ma può anche contribuire a un senso generale di salute e benessere.

Esercizio Fisico

Complementarità con l'Attività Fisica

L'attività fisica è un complemento naturale al digiuno intermittente. L'esercizio regolare, sia aerobico sia di forza, può migliorare la composizione corporea, aumentare l'efficacia del digiuno e promuovere la salute generale.

Tempismo dell'Esercizio

Sperimenta con il tempismo dell'esercizio in relazione al tuo programma di digiuno. Alcuni trovano che l'esercizio durante la finestra di alimentazione sia più efficace, mentre altri preferiscono allenarsi durante il digiuno per potenziare la bruciatura dei grassi.

Gestione dello Stress e del Sonno

Tecniche di Riduzione dello Stress

Integrare pratiche di riduzione dello stress come la meditazione, lo yoga o la mindfulness può aiutare a gestire lo stress, che a sua volta può influenzare positivamente l'efficacia del digiuno intermittente.

Priorità al Sonno di Qualità

Assicurarsi un sonno adeguato è fondamentale. Un buon riposo notturno supporta la rigenerazione fisica e mentale, influenzando direttamente l'energia, il metabolismo e la capacità di mantenere il digiuno.

Alimentazione e Idratazione

Dieta Equilibrata e Nutriente

Incorporare una dieta ricca e varia in termini di nutrienti è essenziale. Una dieta che include un'ampia varietà di frutta, verdura, proteine magre, grassi salutari e carboidrati integrali può fornire l'energia e i nutrienti necessari per sostenere il digiuno.

Idratazione Adeguata

Mantenere un'adeguata idratazione è cruciale, specialmente durante i periodi di digiuno. Bere abbondante acqua, tè non zuccherati o infusi può aiutare a gestire la fame e mantenere il corpo idratato.

Integrazione di Pratiche Olistiche

Approcci Olistici alla Salute

Esplorare altre pratiche olistiche di salute come l'agopuntura, la riflessologia o le terapie basate sulla natura può offrire benefici aggiuntivi e aiutare a creare un approccio più completo al benessere.

Apprezzare le Attività Ricreative

Includere attività ricreative e passatempi che ti piacciono può migliorare la salute mentale e aumentare la soddisfazione generale, sostenendo così il tuo impegno nel digiuno intermittente.

Conclusione e Transizione al Prossimo Punto

L'integrazione del digiuno intermittente con varie pratiche di benessere crea un approccio olistico alla salute. Questa combinazione può portare a un benessere complessivo migliore e a risultati più duraturi. Nel prossimo punto, esploreremo il ruolo dell'autogestione e dell'autoconsapevolezza nel successo del digiuno intermittente.

7.5. Ruolo dell'Autogestione e dell'Autoconsapevolezza nel Successo del Digiuno Intermittente

Il successo nel digiuno intermittente dipende in larga misura dalla capacità di un individuo di autogestirsi e di avere una profonda autoconsapevolezza. Queste competenze permettono di personalizzare l'approccio al digiuno, di rispondere in modo proattivo ai cambiamenti e di mantenere un impegno a lungo termine.

Sviluppo dell'Autoconsapevolezza

Ascoltare il Proprio Corpo

Imparare ad ascoltare i segnali del corpo è fondamentale. Questo include riconoscere la vera fame, capire le risposte emotive al cibo e identificare come diversi alimenti e schemi di digiuno influenzano il benessere.

Riflessione Personale

La riflessione regolare sulle esperienze con il digiuno può aiutare a identificare quali aspetti funzionano bene e quali necessitano di adattamento. La tenuta di un diario o di un blog può essere uno strumento utile per questa riflessione.

Autogestione Effettiva

Pianificazione e Preparazione

Una pianificazione e preparazione efficaci sono cruciali. Questo potrebbe significare preparare pasti in anticipo, pianificare le finestre di digiuno intorno a impegni sociali e lavorativi, e impostare promemoria per i periodi di inizio e fine del digiuno.

Gestione Proattiva delle Sfide

Essere proattivi nella gestione delle sfide, come le voglie o i cambiamenti nel programma, è essenziale. Questo richiede una mentalità flessibile e la capacità di adattarsi alle circostanze mutevoli.

Riconoscimento e Adattamento ai Cambiamenti

Rispondere a Variazioni Fisiche ed Emotive

Essere consapevoli di come il tuo corpo e la tua mente reagiscono nel tempo al digiuno intermittente è importante. Riconoscere cambiamenti nel sonno, energia, umore o livelli di stress può indicare la necessità di regolare il tuo approccio.

Adattamenti Basati sull'Età e sulle Condizioni di Salute

Come cambiano le fasi della vita e le condizioni di salute, il tuo approccio al digiuno potrebbe aver bisogno di adattamenti. Ad esempio, le esigenze nutrizionali e il metabolismo cambiano con l'età, richiedendo potenziali aggiustamenti nel regime di digiuno.

Importanza del Supporto Esterno

Utilizzo di Rete di Supporto

Mentre l'autogestione è fondamentale, appoggiarsi a una rete di supporto – che si tratti di amici, familiari, gruppi online o professionisti della salute – può fornire guida, consigli e incoraggiamento.

Apprendimento Continuo

Restare aperti all'apprendimento, sia attraverso risorse personali sia attraverso il consiglio di esperti, è una componente chiave dell'autogestione efficace nel digiuno intermittente.

Conclusione e Transizione al Prossimo Punto

L'autoconsapevolezza e l'autogestione sono strumenti potenti nel digiuno intermittente, consentendo un approccio personalizzato e adattabile che risponde alle mutevoli esigenze del corpo e della mente. Nel prossimo capitolo, ci focalizzeremo su consigli alimentari specifici e suggerimenti di ricette per massimizzare i benefici del digiuno intermittente.

Capitolo 8: Nutrizione e Digiuno Intermittente

8.1. Consigli Alimentari e Suggerimenti di Ricette per il Digiuno Intermittente

Una componente cruciale del successo nel digiuno intermittente è l'adozione di una strategia alimentare che non solo supporta il regime di digiuno, ma fornisce anche al corpo tutti i nutrienti necessari. Questa sezione fornisce consigli pratici e suggerimenti di ricette per ottimizzare l'alimentazione durante le finestre di assunzione del cibo.

Pianificazione Nutrizionale per il Digiuno Intermittente

Equilibrio dei Macronutrienti

Durante le finestre di alimentazione, è importante bilanciare i macronutrienti: proteine, grassi e carboidrati. Ogni pasto dovrebbe includere una fonte di proteine magre, una porzione moderata di carboidrati complessi e grassi sani.

Alimenti Ricchi di Nutrienti

Incorpora alimenti densi di nutrienti come verdure a foglia verde, frutta fresca, semi, noci, legumi e cereali integrali. Questi alimenti forniscono vitamine, minerali, fibre e altri composti benefici per la salute.

Idee e Suggerimenti per Ricette

Pasti Sazianti ma Leggeri

Per evitare l'overeating, prepara pasti che sono sazianti ma non eccessivamente pesanti. Ad esempio, una ciotola di quinoa con verdure grigliate, avocado e una fonte di proteine magre come pollo o tofu.

Snack Nutrienti

Prepara spuntini nutrienti per i momenti in cui senti fame tra i pasti. Alcune opzioni potrebbero includere bastoncini di verdure con hummus, frutta fresca con una manciata di noci o uno yogurt greco con bacche.

Importanza dell'Idratazione

Bevande Consigliate

Mantieni un'adeguata idratazione bevendo acqua, tè non zuccherati o infusi di erbe. Queste bevande possono aiutare a gestire la fame e migliorare il metabolismo.

Evitare Bevande Zuccherate

Limita o evita bevande zuccherate e alcoliche, che possono fornire calorie vuote e influenzare negativamente gli sforzi di perdita di peso.

Adattamento delle Ricette alle Preferenze Individuali

Variazione e Creatività

Non esitare a variare le ricette in base alle tue preferenze di gusto e alle esigenze nutrizionali. Sperimentare in cucina può rendere l'alimentazione durante il digiuno più piacevole e meno ripetitiva.

Considerazioni per Dieta e Allergie

Adatta le ricette per soddisfare eventuali restrizioni dietetiche o allergie. Ci sono molte alternative disponibili per adattare i pasti a diete vegetariane, vegane, senza glutine o altre necessità specifiche.

Conclusione e Transizione al Prossimo Punto

Adottando questi consigli alimentari e sperimentando con ricette nutrienti, è possibile rendere il digiuno intermittente un'esperienza gustosa e salutare. Nel prossimo punto, esploreremo come incorporare il digiuno intermittente in occasioni speciali e festività, garantendo flessibilità e godimento senza compromettere i progressi.

8.2. Incorporare il Digiuno Intermittente in Occasioni Speciali e Festività

Le festività e le occasioni speciali possono presentare sfide uniche per chi pratica il digiuno intermittente. Tuttavia, con pianificazione e flessibilità, è possibile godersi queste occasioni senza compromettere i benefici del digiuno.

Pianificazione e Flessibilità

Adattare il Programma di Digiuno

Considera la possibilità di adattare il tuo programma di digiuno in previsione di eventi speciali. Ad esempio, potresti spostare le tue finestre di alimentazione per allinearle con un evento o scegliere di fare una pausa dal digiuno per quel giorno.

Anticipare e Pianificare

Se sai che una festa o un evento si avvicina, pianifica in anticipo. Questo potrebbe significare essere più rigoroso nel digiuno nei giorni precedenti l'evento o programmare un esercizio fisico supplementare.

Godersi l'Evento senza Eccessi

Moderazione e Bilanciamento

Durante l'evento, cerca di mantenere un approccio di moderazione. Goditi il cibo e le bevande offerte, ma cerca di fare scelte equilibrate e di ascoltare i segnali di sazietà del tuo corpo.

Scegliere Alimenti Nutrienti

Quando possibile, orientati verso opzioni più sane o nutrienti. Ad esempio, prediligi verdure, insalate, proteine magre e limita gli alimenti ad alto contenuto calorico o zuccherato.

Gestione delle Pressioni Sociali

Spiegare il Tuo Approccio

Se ti senti a tuo agio, spiega ai tuoi amici e alla tua famiglia il tuo approccio al digiuno intermittente. Molte persone saranno comprensive e potrebbero anche essere curiose o interessate.

Non Sentirsi Obbligati

Ricorda che non sei obbligato a mangiare o bere qualcosa solo perché è offerto. È importante rimanere fedele ai tuoi obiettivi di salute e benessere.

Dopo l'Evento

Ritorno Graduale al Regime di Digiuno

Dopo un evento o una festa, torna gradualmente al tuo regime di digiuno normale. Evita di "punirti" con digiuni extra lunghi o restrizioni severe.

Valutazione e Apprendimento

Usa l'esperienza per valutare cosa ha funzionato e cosa no. Questo può aiutarti a gestire meglio situazioni simili in futuro.

Conclusione e Transizione al Prossimo Punto

Con una pianificazione e un approccio flessibile, è possibile integrare il digiuno intermittente in occasioni speciali e festività, godendo dell'evento senza compromettere i tuoi progressi nel benessere. Nel prossimo punto, ci concentreremo su come continuare a evolversi e adattarsi nel tuo percorso di digiuno intermittente, esplorando nuove strategie e adattamenti.

8.3. Continuare a Evolversi e Adattarsi nel Percorso di Digiuno Intermittente

Il percorso del digiuno intermittente non è statico; richiede adattamenti continui e un'evoluzione per rimanere efficace e sostenibile nel lungo termine. La capacità di adattarsi ed evolvere può garantire che il digiuno intermittente rimanga un approccio salutare e soddisfacente.

Rivalutazione e Adattamento del Piano di Digiuno

Ascoltare il Corpo

Regolarmente, prenditi il tempo per ascoltare il tuo corpo e valutare come ti senti con il tuo attuale regime di digiuno. Ciò può includere monitorare i livelli di energia, la qualità del sonno, il peso e la sensazione generale di benessere.

Rivalutare gli Obiettivi

Con il tempo, i tuoi obiettivi di salute e benessere possono cambiare. Rivaluta periodicamente i tuoi obiettivi per assicurarti che il tuo regime di digiuno sia ancora allineato con essi.

Sperimentazione e Flessibilità

Provare Diversi Metodi di Digiuno

Essere aperti a sperimentare con diversi metodi di digiuno può aiutare a trovare quello che funziona meglio per te in momenti diversi della tua vita.

Adattabilità alle Circostanze di Vita

Sii pronto a adattare il tuo regime di digiuno alle circostanze mutevoli della vita, come cambiamenti nella routine lavorativa, nella situazione familiare o nel livello di attività fisica.

Integrazione con Altre Pratiche di Salute

Abbinamento con Altri Aspetti del Benessere

Considera come il digiuno intermittente può essere abbinato ad altre pratiche salutari, come l'esercizio fisico, la meditazione o la mindfulness, per massimizzare i benefici complessivi per la salute.

Consultazione con Professionisti della Salute

Nell'adattare ed evolvere il tuo regime di digiuno, può essere utile consultare professionisti della salute, come nutrizionisti o medici, per assicurarsi che le modifiche siano sicure ed efficaci.

Apprendimento Continuo

Ricerca e Educazione

Rimani informato sulle ultime ricerche e tendenze nel campo del digiuno intermittente. Leggere articoli, partecipare a webinar e parlare con esperti può fornire nuove idee e ispirazioni.

Condivisione delle Esperienze

Condividere le tue esperienze con altri che praticano il digiuno intermittente può offrire nuove prospettive e suggerimenti utili.

Mantenimento della Motivazione

Celebrare i Successi

Riconosci e celebra i tuoi successi lungo il percorso. Questo può includere miglioramenti nella salute, raggiungimento di obiettivi di peso o semplicemente la coerenza nel mantenere il regime di digiuno.

Stabilire Nuovi Obiettivi

Man mano che ti adatti ed evolvi, stabilisci nuovi obiettivi per mantenere la motivazione. Questi possono riguardare la salute, la forma fisica o il benessere personale.

Conclusione e Transizione al Prossimo Punto

Adattare ed evolvere continuamente il tuo approccio al digiuno intermittente è essenziale per il successo a lungo termine. Nel prossimo punto, esploreremo strategie per superare specifici ostacoli e battute d'arresto che possono emergere durante il digiuno intermittente.

8.4. *Superare Ostacoli e Battute d'Arresto nel Digiuno Intermittente*

Affrontare e superare gli ostacoli e le battute d'arresto è un aspetto cruciale per mantenere il successo nel digiuno intermittente a lungo termine. Comprendere come gestire questi momenti può aiutare a mantenere la traiettoria verso i propri obiettivi di salute e benessere.

Identificazione degli Ostacoli

Riconoscere le Sfide

Il primo passo per superare gli ostacoli è riconoscerli. Questi possono includere periodi di plateau nella perdita di peso, aumento dell'appetito o della fame, o difficoltà nel mantenere le finestre di digiuno.

Analisi delle Cause

Una volta identificati gli ostacoli, è importante analizzare le loro possibili cause. Questo può riguardare lo stile di vita, le abitudini alimentari, lo stress, il sonno o altri fattori ambientali.

Strategie di Gestione

Modifica del Regime di Digiuno

Se un particolare schema di digiuno non sta più funzionando, considera di modificarlo. Questo può significare cambiare le ore di digiuno, provare un diverso metodo di digiuno, o incorporare periodi di digiuno più flessibili.

Bilanciamento Nutrizionale

Assicurati che la tua alimentazione durante le finestre di cibo sia nutriente e bilanciata. A volte, l'aggiustamento delle proporzioni di macronutrienti o l'aumento dell'assunzione di cibi ricchi di fibre può aiutare a superare un plateau di perdita di peso.

Affrontare le Battute d'Arresto Emotive

Riconoscere l'Impatto Emotivo

Le battute d'arresto possono avere un impatto significativo sul morale e sull'autoefficacia. Riconoscere e affrontare le risposte emotive a queste sfide è fondamentale per riprendersi e andare avanti.

Strategie di Coping

Utilizza strategie di coping positive come la meditazione, l'attività fisica, o la condivisione delle tue esperienze con altri per gestire le emozioni negative legate alle battute d'arresto.

Mantenere una Prospettiva a Lungo Termine

Visione Olistica

Mantieni una visione olistica del tuo percorso di benessere. Gli ostacoli e le battute d'arresto sono naturali e fanno parte del viaggio. Ricorda che il progresso non è sempre lineare.

Rivalutazione e Impostazione di Nuovi Obiettivi

A volte, può essere necessario rivalutare e impostare nuovi obiettivi che siano più allineati con le tue attuali circostanze e capacità.

Richiesta di Supporto

Cerca Supporto Professionale

Non esitare a cercare il supporto di un professionista della salute se continui a incontrare ostacoli. Un nutrizionista, un medico o un allenatore possono fornire una guida personalizzata.

Rete di Supporto Sociale

Appoggiati alla tua rete di supporto sociale per consigli, incoraggiamento e motivazione. A volte, condividere le proprie sfide può alleggerire il carico emotivo e aprire nuove prospettive.

Conclusione e Transizione al Prossimo Punto

Superare gli ostacoli e le battute d'arresto richiede pazienza, flessibilità e una mentalità aperta. Nel prossimo punto, esamineremo il riepilogo e le risorse aggiuntive che possono supportarti nel tuo viaggio di digiuno intermittente.

8.5. *Riepilogo e Risorse Aggiuntive per il Digiuno Intermittente*

Dopo aver esplorato vari aspetti del digiuno intermittente, è utile riassumere i punti chiave e fornire risorse aggiuntive per coloro che desiderano approfondire la loro comprensione e pratica.

Riepilogo dei Punti Chiave

Principi Fondamentali del Digiuno Intermittente

Il digiuno intermittente implica l'alternanza di periodi di alimentazione e di digiuno.

Diversi metodi di digiuno possono essere adattati alle esigenze individuali.

Benefici per la Salute e la Perdita di Peso

Il digiuno intermittente può aiutare nella perdita di peso, migliorare la sensibilità all'insulina e supportare la salute generale.

Gestione delle Sfide e degli Ostacoli

Riconoscere e superare gli ostacoli comuni è cruciale per il successo a lungo termine.

Importanza dell'Equilibrio e dell'Adattabilità

Un approccio equilibrato e flessibile è essenziale per mantenere il digiuno intermittente sostenibile e benefico.

Risorse Aggiuntive

Libri e Pubblicazioni

Sono disponibili numerosi libri che coprono vari aspetti del digiuno intermittente, dalla scienza di base alle strategie pratiche.

Pubblicazioni accademiche e articoli di ricerca possono offrire approfondimenti basati sull'evidenza.

Siti Web e Blog

Molti siti web e blog sono dedicati al digiuno intermittente, offrendo consigli, ricette e storie di successo.

Forum online possono essere una fonte di supporto e condivisione di esperienze.

App e Strumenti Online

Esistono app per aiutare a monitorare i periodi di digiuno e le finestre di alimentazione.

Alcune app offrono anche diari alimentari e suggerimenti nutrizionali.

Gruppi di Supporto e Community

I gruppi di supporto, sia online sia in persona, possono offrire consigli, motivazione e un senso di comunità.

La partecipazione a gruppi può anche aiutare a rimanere aggiornati sulle ultime tendenze e ricerche.

Continuare l'Educazione e l'Adattamento

Apprendimento Continuo

Il campo del digiuno intermittente è in continua evoluzione; rimanere informati sulle ultime ricerche e strategie è fondamentale.

Adattamento Personale

Continua a adattare e personalizzare il tuo approccio al digiuno intermittente in base alla tua esperienza, ai tuoi cambiamenti di stile di vita e ai tuoi obiettivi.

Conclusione e Transizione al Prossimo Punto

In conclusione, il digiuno intermittente è un percorso dinamico che richiede un impegno costante all'apprendimento, all'adattamento e alla crescita personale. Nel prossimo capitolo, inizieremo a esplorare il primo dei metodi specifici di digiuno intermittente, fornendo una guida dettagliata su come iniziare e sostenere ciascuno di essi.

Capitolo 9: Ricette e Suggerimenti Alimentari

9.1 Introduzione al Metodo 16/8: Guida e Suggerimenti

Il metodo 16/8 è uno degli approcci più popolari al digiuno intermittente. Si basa su una finestra di digiuno di 16 ore seguita da una finestra di alimentazione di 8 ore. Questo capitolo offre una guida dettagliata per iniziare con il metodo 16/8, fornendo consigli pratici per una pratica efficace.

Cosa È il Metodo 16/8

Principi Base

Il metodo 16/8 prevede di digiunare per 16 ore consecutive e di mangiare durante un intervallo di 8 ore.

Questo modello può essere facilmente adattato alla routine quotidiana, scegliendo l'intervallo di alimentazione più conveniente.

Vantaggi

Il metodo 16/8 è noto per la sua semplicità e facilità di integrazione nella vita di tutti i giorni.

È efficace per la perdita di peso, migliorando la sensibilità all'insulina e può avere benefici per la salute metabolica generale.

Come Iniziare con il Metodo 16/8

Scegliere le Finestre di Alimentazione

Scegli un intervallo di otto ore che si adatti meglio alla tua routine quotidiana. Comuni finestre di alimentazione includono 12:00-20:00 o 10:00-18:00.

Assicurati che l'intervallo di alimentazione si allinei con il tuo stile di vita, impegni sociali e orari di lavoro.

Gradualità nell'Introduzione

Se sei nuovo al digiuno intermittente, considera di iniziare gradualmente riducendo la finestra di alimentazione invece di iniziare subito con 16 ore di digiuno.

Inizia con, ad esempio, 12 ore di digiuno e aumenta gradualmente fino a raggiungere le 16 ore.

Suggerimenti per la Gestione del Digiuno

Gestire la Fame

Bere molta acqua durante il digiuno può aiutare a gestire la fame.

Bevande come tè nero, tè verde o caffè senza zucchero sono anche permessi e possono aiutare a sopprimere l'appetito.

Attività Fisica

Sperimenta con l'esercizio fisico durante la finestra di digiuno o di alimentazione per vedere cosa funziona meglio per te.

Alcune persone trovano benefici nell'esercitarsi a digiuno, mentre altre preferiscono allenarsi dopo aver mangiato.

Nutrizione durante le Finestre di Alimentazione

Concentrarsi sulla Qualità del Cibo

Durante le finestre di alimentazione, concentrati su cibi nutrienti e bilanciati.

Include una varietà di frutta e verdura, proteine magre, grassi sani e carboidrati complessi.

Evitare l'Overeating

Evita di mangiare eccessivamente durante le finestre di alimentazione. Ascolta i segnali di sazietà del tuo corpo ed evita di mangiare per noia o abitudine.

Adattamento e Flessibilità

Ascoltare il Proprio Corpo

Ascolta attentamente come il tuo corpo reagisce al digiuno 16/8 e sii disposto ad apportare modifiche se necessario.

Se incontri difficoltà o disagio, considera di adattare la finestra di digiuno o di consultare un professionista della salute.

Flessibilità nelle Occasioni Speciali

Per le occasioni speciali o eventi sociali, puoi scegliere di modificare temporaneamente il tuo programma di digiuno.

Conclusione e Transizione al Prossimo Punto

Il metodo 16/8 offre un approccio flessibile e gestibile al digiuno intermittente, adatto a molti stili di vita. Nel prossimo punto, esploreremo un altro metodo popolare di digiuno intermittente, il metodo 5:2, fornendo consigli e linee guida per implementarlo con successo.

9.2 Introduzione al Metodo 5:2: Guida e Suggerimenti

Il metodo 5:2 è un altro approccio popolare al digiuno intermittente. A differenza del metodo 16/8, il 5:2 implica il consumo di una quantità molto ridotta di calorie per due giorni a settimana, mentre negli altri cinque giorni si mangia normalmente. Questo capitolo offre una guida dettagliata su come implementare efficacemente il metodo 5:2.

Principi del Metodo 5:2

Struttura del Digiuno

Nel metodo 5:2, per due giorni non consecutivi a settimana, l'apporto calorico viene ridotto drasticamente, tipicamente a circa 500-600 calorie al giorno.

Nei restanti cinque giorni, si mangia normalmente senza restrizioni caloriche specifiche.

Vantaggi

Questo metodo è spesso preferito da chi trova difficile digiunare completamente o limitare le finestre di alimentazione ogni giorno.

Può essere efficace per la perdita di peso, migliorare i biomarcatori della salute e aumentare la longevità.

Come Iniziare con il Metodo 5:2

Scegliere i Giorni di Digiuno

Scegli due giorni a settimana che si adattino meglio al tuo stile di vita e impegni per i tuoi giorni di digiuno. Assicurati che questi giorni non siano consecutivi per evitare eccessivo stress sul corpo.

Pianificare i Pasti a Basso Contenuto Calorico

Pianifica in anticipo i pasti per i giorni di digiuno, concentrandoti su alimenti ad alta densità nutritiva e basso contenuto calorico, come verdure, frutta, proteine magre e cereali integrali.

Suggerimenti per la Gestione del Digiuno

Gestire la Fame

Durante i giorni di digiuno, è normale sperimentare più fame del solito. Bere molta acqua, tè non zuccherati o brodo di verdure può aiutare a gestire la sensazione di fame.

Attività Fisica Leggera

Nei giorni di digiuno, potrebbe essere preferibile optare per attività fisica leggera come camminate o yoga, piuttosto che allenamenti intensi.

Strategie Nutrizionali

Equilibrio nei Giorni di Non Digiuno

Nei giorni di non digiuno, è importante mantenere una dieta equilibrata e non usare questi giorni come scusa per un consumo eccessivo di cibi poco salutari.

Ascoltare il Proprio Corpo

Ascolta come il tuo corpo reagisce a questo schema di digiuno e adatta di conseguenza. Se ti senti eccessivamente stanco o irritabile, potrebbe essere necessario rivedere il piano.

Superare le Sfide Comuni

Evitare la Compensazione Eccessiva

Evita di compensare eccessivamente nei giorni di non digiuno. Questo può annullare i benefici dei giorni di digiuno.

Supporto e Motivazione

Cerca il supporto di amici, familiari o gruppi online per condividere esperienze e rimanere motivato.

Conclusione e Transizione al Prossimo Punto

Il metodo 5:2 offre un approccio flessibile al digiuno intermittente, adatto a chi preferisce limitare l'apporto calorico piuttosto che le finestre di alimentazione. Nel prossimo punto, discuteremo un altro metodo di digiuno intermittente, il digiuno a giorni alterni, esplorando come può essere integrato nella tua routine.

9.3 Introduzione al Digiuno a Giorni Alterni: Guida e Suggerimenti

Il digiuno a giorni alterni è un altro approccio popolare nel digiuno intermittente. Questo metodo implica l'alternanza di giorni in cui si digiuna completamente o si consuma una quantità molto ridotta di calorie, con giorni in cui si mangia normalmente. Questa sezione offre una guida dettagliata su come implementare con successo il digiuno a giorni alterni.

Principi del Digiuno a Giorni Alterni

Struttura del Digiuno

In questo metodo, si alternano giorni di digiuno (senza cibo o con un apporto calorico estremamente ridotto, tipicamente intorno a 500 calorie) con giorni in cui non ci sono restrizioni alimentari.

Benefici Potenziali

Il digiuno a giorni alterni può essere efficace per la perdita di peso, migliorare la sensibilità all'insulina e potenzialmente fornire benefici per la salute del cuore e la longevità.

Iniziare con il Digiuno a Giorni Alterni

Scegliere i Giorni di Digiuno

Decidi quali giorni della settimana dedicherai al digiuno. È importante che questi giorni si adattino bene al tuo stile di vita e ai tuoi impegni.

Prepararsi per i Giorni di Digiuno

Nei giorni di digiuno, pianifica in anticipo se consumerai una piccola quantità di calorie o se digiunerai completamente. Prepara pasti o spuntini a basso contenuto calorico che siano nutrienti e sazianti.

Gestire il Digiuno a Giorni Alterni

Affrontare la Fame

Durante i giorni di digiuno, l'idratazione è fondamentale. Bevi abbondante acqua, tè senza zucchero o brodo vegetale per aiutare a gestire la fame.

Attività Fisica

Nei giorni di digiuno, potresti sentirti con meno energia per esercizi intensi. Ascolta il tuo corpo e adatta l'intensità dell'attività fisica di conseguenza.

Nutrizione nei Giorni di Non Digiuno

Mantenere una Dieta Bilanciata

Nei giorni di non digiuno, è importante non esagerare. Mantieni un'alimentazione bilanciata, ricca di frutta, verdura, proteine magre, grassi sani e carboidrati complessi.

Evitare l'Eccesso

Evita la mentalità di "compensare" per il digiuno mangiando eccessivamente nei giorni di non digiuno.

Considerazioni Psicologiche

Gestione Mentale

Il digiuno a giorni alterni può essere una sfida sia fisica sia mentale. Trova strategie per gestire le voglie e la fame, come il distogliere la mente o impegnarsi in attività piacevoli.

Supporto Sociale

Avere il sostegno di amici, familiari o di una comunità online può aiutare a rimanere motivati e impegnati nel regime.

Conclusione e Transizione al Prossimo Punto

Il digiuno a giorni alterni offre un approccio diversificato al digiuno intermittente, adatto per coloro che cercano una strategia flessibile ma strutturata. Nel prossimo punto, esploreremo come valutare e monitorare i progressi nel digiuno intermittente, per garantire che rimanga un percorso salutare e soddisfacente.

9.4 Valutare e Monitorare i Progressi nel Digiuno Intermittente

Il monitoraggio e la valutazione dei progressi sono componenti essenziali per il successo a lungo termine del digiuno intermittente. Essere consapevoli dei cambiamenti fisici, emotivi e di stile di vita può aiutare ad apportare aggiustamenti necessari e mantenere la motivazione.

Importanza del Monitoraggio

Valutazione Oggettiva

Monitorare i progressi attraverso misure oggettive come il peso, le misurazioni corporee o i livelli di energia può fornire un riscontro concreto sulle performance e sui risultati.

Riconoscimento dei Cambiamenti

Notare cambiamenti nel sonno, nell'umore, nella concentrazione e nella salute generale può essere indicativo dell'impatto positivo o negativo del digiuno intermittente sulla tua vita.

Strumenti di Monitoraggio

Diari Alimentari e di Attività

Mantenere un diario alimentare o di attività può aiutare a tenere traccia di ciò che mangi e di quanto ti muovi, offrendo una visione chiara dei tuoi comportamenti quotidiani.

App e Dispositivi di Monitoraggio

Utilizzare app per smartphone o dispositivi indossabili può fornire un modo semplice e automatico per monitorare attività fisica, apporto calorico e progressi nel digiuno.

Ascoltare il Proprio Corpo

Sensazioni Fisiche e Fame

Fai attenzione a come ti senti durante i periodi di digiuno e alimentazione. Se riscontri sintomi negativi come stanchezza eccessiva, irritabilità o difficoltà di concentrazione, potrebbe essere necessario rivedere il tuo regime di digiuno.

Adattamenti Basati su Feedback Personale

Utilizza i feedback del tuo corpo per fare aggiustamenti nel tuo regime di digiuno. Questo può includere cambiare la durata del digiuno, la frequenza o la composizione dei pasti.

Valutazione della Salute Generale

Check-up Medici Regolari

Visite mediche regolari e check-up possono aiutare a monitorare l'impatto del digiuno intermittente sulla tua salute generale e a identificare eventuali aree di preoccupazione.

Monitoraggio dei Biomarcatori

Monitorare biomarcatori come glicemia, colesterolo e pressione sanguigna può fornire indicazioni preziose sui benefici fisici del digiuno intermittente.

Impostazione e Raggiungimento degli Obiettivi

Obiettivi a Breve e Lungo Termine

Stabilire obiettivi chiari, sia a breve che a lungo termine, può aiutare a mantenere la direzione e la motivazione nel tuo percorso di digiuno.

Celebrare i Successi

Celebrare i traguardi raggiunti, anche i piccoli progressi, può rafforzare la motivazione e fornire un senso di realizzazione.

Conclusione e Transizione al Prossimo Punto

Valutare e monitorare i progressi nel digiuno intermittente è fondamentale per mantenere il percorso efficace e gratificante. Nel prossimo punto, ci concentreremo su come gestire e adattare il digiuno intermittente durante i periodi di stress e cambiamenti di vita, per garantire che la pratica resti sostenibile.

9.5 Gestire e Adattare il Digiuno Intermittente durante Periodi di Stress e Cambiamenti di Vita

La vita è piena di cambiamenti e sfide, tra cui periodi di stress elevato. Durante questi momenti, può essere necessario adattare la pratica del digiuno intermittente per assicurare che rimanga benefica e sostenibile.

Riconoscere l'Impatto dello Stress

Effetti dello Stress sul Corpo

Lo stress può avere un impatto significativo sul metabolismo, sull'appetito e sui livelli di energia, influenzando la capacità di mantenere un regime di digiuno efficace.

Ascoltare i Segnali del Corpo

Durante i periodi di stress elevato, ascolta attentamente il tuo corpo. Potresti aver bisogno di più energia o nutrienti, o potresti trovare più difficile attenerti a un programma di digiuno rigido.

Adattare il Regime di Digiuno

Flessibilità nel Digiuno

Considera di adattare il tuo regime di digiuno per renderlo più gestibile. Questo può significare abbreviare le finestre di digiuno o ridurre la frequenza dei giorni di digiuno.

Priorità alla Nutrizione

Assicurati che i tuoi pasti siano particolarmente nutrienti e bilanciati durante i periodi di stress. Concentrati su cibi che forniscono energia sostenuta e aiutano a gestire lo stress, come quelli ricchi di omega-3, magnesio e vitamina B.

Gestione dello Stress

Tecniche di Riduzione dello Stress

Implementa tecniche di riduzione dello stress come la meditazione, l'esercizio fisico regolare o il tempo trascorso nella natura per aiutare a gestire meglio lo stress.

Aspetti Emotivi

Riconosci e affronta gli aspetti emotivi dello stress. A volte, lo stress può portare a mangiare emotivamente, il che può interferire con il digiuno intermittente.

Supporto durante Cambiamenti di Vita

Consultazione con Professionisti della Salute

Durante i cambiamenti significativi nella vita, come una gravidanza, un cambiamento di lavoro o una malattia, è importante consultare un professionista della salute per valutare come adattare al meglio il digiuno intermittente.

Cerca Supporto

Non esitare a cercare supporto emotivo e pratico da amici, familiari o gruppi di supporto.

Rivalutazione Periodica

Monitoraggio dei Cambiamenti

Monitora come i cambiamenti nella vita influenzano il tuo benessere generale e la tua capacità di mantenere il digiuno intermittente.

Aggiustamenti Basati sull'Autovalutazione

Sii pronto a fare aggiustamenti nel tuo regime di digiuno basati sulla tua autovalutazione e sul feedback del corpo.

Conclusione e Transizione al Prossimo Punto

Gestire e adattare il digiuno intermittente durante i periodi di stress e i cambiamenti di vita è essenziale per assicurare che questa pratica rimanga benefica e sostenibile. Nel prossimo capitolo, inizieremo a esplorare il digiuno intermittente e l'attività fisica, esaminando come bilanciare efficacemente questi due importanti aspetti del benessere.

Capitolo 10: Riepilogo e Riflessioni Finali

10.1 Digiuno Intermittente e Attività Fisica: Bilanciare Esercizio e Nutrizione

L'integrazione dell'attività fisica nel digiuno intermittente richiede un attento bilanciamento per massimizzare sia i benefici dell'esercizio fisico sia quelli del digiuno. Questo capitolo esplora come sincronizzare efficacemente nutrizione ed esercizio nel contesto del digiuno intermittente.

Comprendere l'Interazione tra Digiuno ed Esercizio

Effetti del Digiuno sull'Esercizio

Il digiuno può influenzare la tua energia e la tua performance durante l'esercizio. Alcune persone sperimentano un aumento dell'energia e della chiarezza mentale, mentre altre potrebbero sentirsi più stanche.

Benefici dell'Esercizio in Stato di Digiuno

L'esercizio in stato di digiuno può potenzialmente aumentare la lipolisi (bruciare i grassi) e migliorare l'adattabilità metabolica. Tuttavia, la risposta varia a seconda dell'individuo.

Strategie per Bilanciare Digiuno ed Esercizio

Pianificare l'Esercizio Intorno alle Finestre di Alimentazione

Per alcune persone, esercitarsi subito prima della finestra di alimentazione può essere efficace, permettendo di nutrire il corpo subito dopo l'esercizio.

Sperimentare con il Timing

Altri possono trovare più efficace esercitarsi durante la finestra di digiuno. È importante sperimentare per trovare ciò che funziona meglio per te.

Ascoltare il Proprio Corpo

Ascolta attentamente come ti senti durante e dopo l'esercizio in relazione al tuo digiuno. Modifica l'intensità e la durata dell'esercizio in base alla tua energia e ai tuoi livelli di forza.

Nutrizione e Recupero

Importanza della Nutrizione Post-Esercizio

Assicurati di consumare pasti nutrienti dopo l'esercizio, soprattutto se ti alleni verso la fine del tuo periodo di digiuno. Questi pasti dovrebbero includere una buona combinazione di proteine, carboidrati e grassi sani per aiutare nel recupero.

Idratazione

Mantenere un'adeguata idratazione è vitale, specialmente se ti alleni in stato di digiuno. L'acqua, l'acqua aromatizzata naturalmente e le tisane sono ottime opzioni.

Tipi di Esercizio e Digiuno Intermittente

Variazione dell'Esercizio

Varia il tipo di esercizio fisico praticato. Attività come yoga, pilates e camminate possono essere più gestibili durante i giorni di digiuno, mentre allenamenti ad alta intensità possono essere programmati per i giorni di non digiuno.

Ascoltare i Segnali di Affaticamento

Se ti senti eccessivamente stanco o incapace di eseguire l'esercizio a un livello abituale, potrebbe essere un segno che il tuo corpo ha bisogno di più nutrimento o di un cambiamento nel regime di digiuno.

Conclusione e Transizione al Prossimo Punto

Bilanciare l'attività fisica con il digiuno intermittente richiede sperimentazione e ascolto del proprio corpo. Nel prossimo punto, ci concentreremo su come il digiuno intermittente possa essere personalizzato in base a vari stili di vita ed esigenze individuali.

10.2 Personalizzazione del Digiuno Intermittente in Base a Stili di Vita ed Esigenze Individuali

Il successo a lungo termine del digiuno intermittente dipende in larga misura dalla sua capacità di adattarsi alle esigenze, agli stili di vita e alle preferenze individuali. Questa sezione esplora come personalizzare il digiuno intermittente per renderlo più efficace e sostenibile.

Comprendere le Proprie Esigenze

Valutazione delle Condizioni di Vita

Considera fattori come il tuo orario di lavoro, impegni familiari, attività sociale e livelli di stress quando scegli un metodo di digiuno. Il digiuno dovrebbe integrarsi armoniosamente nella tua routine quotidiana, non ostacolarla.

Ascoltare il Proprio Corpo

Osserva come reagisci fisicamente ed emotivamente al digiuno. Alcuni possono tollerare bene il digiuno prolungato, mentre altri potrebbero avere bisogno di finestre di alimentazione più frequenti o più lunghe.

Adattamento del Metodo di Digiuno

Scelta del Metodo Appropriato

Tra i metodi come 16/8, 5:2 o digiuno a giorni alterni, scegli quello che si adatta meglio al tuo stile di vita e alle tue esigenze nutrizionali.

Flessibilità nel Regime

Sii pronto a modificare il tuo regime di digiuno in base ai cambiamenti nella tua vita. La flessibilità può aiutare a mantenere il digiuno sostenibile a lungo termine.

Equilibrio con la Nutrizione

Adattare l'Alimentazione

La tua alimentazione nei giorni di non digiuno o durante le finestre di alimentazione dovrebbe compensare le esigenze nutrizionali. Questo include un'adeguata assunzione di macro e micronutrienti.

Considerazioni Speciali per Diete Specifiche

Per coloro che seguono diete speciali, come vegane, vegetariane o senza glutine, è essenziale assicurarsi che il digiuno non porti a carenze nutrizionali.

Gestione degli Impegni Sociali e del Lavoro

Pianificazione Sociale

Adatta il tuo digiuno agli impegni sociali. Ad esempio, potresti scegliere di spostare le finestre di digiuno o prenderti una pausa dal digiuno per eventi speciali.

Equilibrio Lavoro-Vita

Se il tuo lavoro richiede elevata energia mentale o fisica, assicurati che il tuo regime di digiuno non comprometta la tua capacità lavorativa.

Ascoltare e Agire in Base al Feedback

Rivalutazione Periodica

Rivedi periodicamente l'efficacia del tuo regime di digiuno. Sei libero di sperimentare e cambiare approccio fino a trovare ciò che funziona meglio per te.

Monitoraggio della Salute e del Benessere

Continua a monitorare la tua salute generale e il benessere per assicurarti che il digiuno stia avendo un impatto positivo.

Conclusione e Transizione al Prossimo Punto

Personalizzare il digiuno intermittente in base alle proprie esigenze e stili di vita è fondamentale per mantenere la pratica gratificante ed efficace. Nel prossimo punto, discuteremo delle strategie per incorporare il digiuno intermittente in modo sostenibile a lungo termine.

10.3 Incorporare il Digiuno Intermittente in Modo Sostenibile a Lungo Termine

La sostenibilità a lungo termine è un fattore chiave per il successo continuato del digiuno intermittente. Questa sezione esplora come mantenere il digiuno intermittente come una parte sostenibile e benefica dello stile di vita a lungo termine.

Stabilire una Routine Sostenibile

Adattamento alla Vita Quotidiana

Trova un equilibrio che permetta al digiuno di integrarsi nella tua vita quotidiana senza causare stress o inconvenienti eccessivi. La sostenibilità a lungo termine richiede che il digiuno si adatti alla tua routine, non il contrario.

Evitare l'Eccessiva Rigidezza

Evita di essere troppo rigido nel tuo regime di digiuno. Permettiti una certa flessibilità per eventi sociali, giorni stressanti o quando semplicemente non ti senti al meglio.

Ascoltare e Rispondere al Proprio Corpo

Segnali Fisici ed Emotivi

Presta attenzione ai segnali del tuo corpo. Se inizi a sentirti stanco, irritabile, o noti altri cambiamenti negativi, potrebbe essere necessario rivedere il tuo approccio al digiuno.

Adattamenti in Base alle Esigenze

Sii disposto a fare adattamenti in base a come ti senti. Questo potrebbe significare cambiare la frequenza, la durata o il tipo di digiuno intermittente che stai praticando.

Mantenimento dell'Equilibrio Nutrizionale

Importanza della Nutrizione

Durante le finestre di alimentazione, concentra il tuo focus sulla qualità del cibo. Una dieta equilibrata, ricca di nutrienti essenziali, è cruciale per mantenere la salute e l'energia.

Evitare il Compensare con il Cibo

Non utilizzare le finestre di alimentazione come un'opportunità per consumi eccessivi o per mangiare cibi poco salutari in grandi quantità. Mantieni un equilibrio sano.

Supporto e Comunità

Rete di Supporto

Avere una rete di supporto, che si tratti di amici, familiari o gruppi online, può fornire un incentivo extra e un luogo per condividere esperienze e consigli.

Condivisione delle Esperienze

Condividere la tua esperienza con il digiuno intermittente può essere motivante e informativo, sia per te che per gli altri.

Revisione e Aggiustamento Periodici

Valutazione Regolare

Dedica del tempo a valutare regolarmente la tua esperienza con il digiuno intermittente. Ciò include rivedere i tuoi progressi, come ti senti fisicamente ed emotivamente, e come il digiuno sta influenzando la tua vita.

Aggiustamenti Basati sui Risultati

Sii pronto a fare aggiustamenti basati sui risultati della tua valutazione. Questo potrebbe significare cambiare il tuo regime di digiuno o apportare modifiche alla tua dieta e al tuo stile di vita.

Conclusione e Transizione al Prossimo Punto

Mantenere il digiuno intermittente sostenibile a lungo termine richiede equilibrio, flessibilità e un ascolto attento del proprio corpo e delle proprie esigenze. Nel prossimo punto, esploreremo il ruolo dei professionisti della salute nel supportare il tuo percorso di digiuno intermittente.

10.4 Ruolo dei Professionisti della Salute nel Supporto al Digiuno Intermittente

Il coinvolgimento dei professionisti della salute può giocare un ruolo cruciale nel garantire che il digiuno intermittente sia praticato in modo sicuro ed efficace. Questo capitolo esplora come i professionisti della salute possono assistere nel tuo percorso di digiuno intermittente.

Consultazione Preventiva

Valutazione della Salute

Prima di iniziare il digiuno intermittente, è consigliabile consultare un medico, specialmente se hai condizioni mediche preesistenti o stai assumendo farmaci.

Piani Personalizzati

I professionisti della salute possono aiutare a sviluppare un piano di digiuno che consideri le tue specifiche esigenze di salute, obiettivi e stile di vita.

Monitoraggio della Salute

Check-up Regolari

I check-up regolari possono monitorare gli effetti del digiuno sulla tua salute generale, inclusi parametri come il peso, i livelli di colesterolo e la pressione sanguigna.

Identificazione di Possibili Problemi

Un professionista della salute può identificare rapidamente eventuali problemi di salute che potrebbero emergere a seguito del digiuno e consigliare adeguati aggiustamenti.

Supporto Nutrizionale

Consulenza da Parte di Nutrizionisti

Un nutrizionista può fornire una guida preziosa sulla composizione dei pasti durante le finestre di alimentazione, assicurando che ricevi una nutrizione adeguata.

Adattamenti Dietetici

I professionisti della nutrizione possono aiutare a adattare la tua dieta per gestire o prevenire problemi come la carenza di nutrienti o gli squilibri metabolici.

Gestione di Condizioni Mediche Specifiche

Strategie Personalizzate

In presenza di condizioni mediche come il diabete, problemi cardiaci o disturbi alimentari, un approccio personalizzato al digiuno è essenziale.

Controllo di Condizioni Esistenti

Monitorare come il digiuno influenza qualsiasi condizione medica esistente è vitale per garantire che non comprometta la tua salute generale.

Aspetti Psicologici del Digiuno

Supporto Psicologico

I professionisti della salute mentale possono offrire supporto per affrontare qualsiasi problema emotivo o psicologico che possa emergere dal digiuno, come l'ansia alimentare o l'ossessione per il cibo e il peso.

Strategie di Coping

Il coinvolgimento di un terapeuta può essere utile nel fornire strategie per gestire lo stress o qualsiasi altra sfida emotiva legata al digiuno.

Coinvolgimento nel Percorso a Lungo Termine

Supporto Continuo

Una comunicazione regolare con i professionisti della salute può offrire un supporto continuo, consentendo aggiustamenti e ottimizzazioni nel tempo.

Valutazione Periodica dei Risultati

I professionisti della salute possono aiutare a valutare periodicamente i risultati del digiuno, assicurando che i tuoi obiettivi di salute e benessere siano raggiunti.

Conclusione e Transizione al Prossimo Punto

Il coinvolgimento dei professionisti della salute è fondamentale per garantire che il digiuno intermittente sia praticato in modo sicuro e personalizzato. Nel prossimo punto, esploreremo come affrontare e superare i miti e le incomprensioni comuni riguardanti il digiuno intermittente.

10.5 Affrontare e Superare Miti e Incomprensioni sul Digiuno Intermittente

Il digiuno intermittente è spesso circondato da miti e incomprensioni che possono creare confusione e ostacolare la pratica efficace. Questo capitolo mira a chiarire questi malintesi e fornire informazioni basate sull'evidenza.

Mito 1: Il Digiuno Causa la Perdita Muscolare

Realtà

Sebbene la perdita di peso possa includere una certa perdita di massa muscolare, il digiuno intermittente, se combinato con una dieta equilibrata e attività fisica regolare, non causa necessariamente una perdita muscolare significativa.

Studi indicano che il digiuno intermittente può effettivamente aumentare la conservazione muscolare rispetto a diete a restrizione calorica tradizionali.

Mito 2: Il Digiuno Mette il Corpo in 'Modalità di Fame'

Realtà

La "modalità di fame", o riduzione significativa del metabolismo, è generalmente una preoccupazione solo in caso di restrizioni caloriche estreme o digiuno prolungato.

Il digiuno intermittente, praticato in modo equilibrato, non porta il corpo in questa modalità; anzi, può aumentare il metabolismo a breve termine.

Mito 3: Il Digiuno è Pericoloso e Non Salutare

Realtà

Se fatto correttamente e in assenza di condizioni mediche preesistenti che lo sconsigliano, il digiuno intermittente è generalmente sicuro e può offrire benefici per la salute.

È importante, tuttavia, iniziare gradualmente e, se necessario, sotto la supervisione di un professionista della salute.

Mito 4: Digiuno Significa Non Mangiare Nulla

Realtà

Il digiuno intermittente non significa necessariamente non mangiare nulla per lunghi periodi. Dipende dal metodo scelto; alcune forme di digiuno intermittente permettono un consumo calorico molto ridotto, mentre altre si basano sull'alternanza tra finestre di digiuno e alimentazione.

Mito 5: Il Digiuno è Adatto a Tutti

Realtà

Il digiuno intermittente può non essere adatto a tutti. Individui con determinate condizioni di salute, donne in gravidanza o in allattamento, e coloro con una storia di disturbi alimentari dovrebbero evitare il digiuno intermittente o procedere solo con cautela e sotto supervisione medica.

Mito 6: Il Digiuno È L'Unica Soluzione per la Perdita di Peso

Realtà

Mentre il digiuno intermittente può essere un metodo efficace per la perdita di peso per alcune persone, non è l'unica soluzione. Una dieta equilibrata e l'esercizio fisico regolare sono componenti fondamentali di un sano regime di perdita di peso.

Conclusione e Transizione al Prossimo Punto

Affrontare e superare questi miti è cruciale per una comprensione accurata e una pratica efficace del digiuno intermittente. Nel prossimo punto, discuteremo come incorporare il digiuno intermittente in un piano di benessere a tutto tondo.

Capitolo 11: Risorse Aggiuntive e Conclusione

11.1 Incorporare il Digiuno Intermittente in un Piano di Benessere Completo

L'efficacia del digiuno intermittente si amplifica quando viene inserito in un piano di benessere completo che abbraccia tutti gli aspetti della salute e del benessere. Questa sezione esplora come integrare il digiuno intermittente in un approccio olistico alla salute.

Creare un Equilibrio Olistico

Oltre il Controllo del Peso

Considera il digiuno intermittente come uno strumento tra molti in un approccio olistico alla salute, che include una dieta bilanciata, esercizio fisico, sonno adeguato e gestione dello stress.

Integrazione con la Dieta

Assicurati che la tua dieta fornisca una varietà di nutrienti essenziali. Il digiuno intermittente non è una scusa per una dieta povera negli altri giorni.

Esercizio Fisico e Digiuno Intermittente

Combinazione con l'Attività Fisica

Sincronizza il tuo regime di esercizio con il tuo programma di digiuno. Ad esempio, alcuni trovano benefico esercitarsi alla fine del loro periodo di digiuno per massimizzare la bruciatura dei grassi.

Variazione e Moderazione

Varia i tuoi allenamenti per includere sia esercizi cardio sia di forza, e adatta l'intensità in base alle tue finestre di digiuno e alimentazione.

Gestione dello Stress e Recupero

Tecniche di Riduzione dello Stress

Integra pratiche come yoga, meditazione o passeggiate nella natura per ridurre lo stress, che può avere un impatto significativo sulla salute e sul successo del digiuno intermittente.

Importanza del Sonno

Prioritizza un sonno di qualità, poiché la mancanza di sonno può influenzare negativamente la fame, l'appetito e il metabolismo.

Monitoraggio e Adattamento

Ascoltare il Corpo

Sii attento ai segnali del tuo corpo e adatta la tua pratica di digiuno, l'alimentazione e l'esercizio in base a come ti senti.

Revisioni Periodiche

Effettua revisioni periodiche del tuo approccio al benessere per garantire che il digiuno intermittente si integri bene con gli altri aspetti della tua salute.

Supporto e Comunità

Cerca Supporto

Non esitare a cercare supporto da professionisti della salute, amici e comunità online che possono offrire consigli, incoraggiamento e nuove prospettive.

Condivisione e Apprendimento

Condividi la tua esperienza con altri e rimani aperto all'apprendimento dalle storie e dai consigli altrui.

Conclusione e Transizione al Prossimo Punto

Incorporare il digiuno intermittente in un piano di benessere completo può portare a miglioramenti significativi nella salute fisica e mentale. Nel prossimo punto, esploreremo le storie di successo e le testimonianze per fornire ulteriore motivazione e prospettive sul digiuno intermittente.

11.2 Storie di Successo e Testimonianze sul Digiuno Intermittente

Le storie di successo possono essere una fonte di ispirazione e insegnamento, offrendo prospettive reali sull'efficacia del digiuno intermittente. Questo capitolo raccoglie testimonianze e storie di individui che hanno avuto esperienze trasformative con il digiuno intermittente.

Diversità delle Esperienze

Ampio Spettro di Storie

Le testimonianze includono persone di diverse età, generi e background che condividono le loro esperienze con vari metodi di digiuno intermittente.

Risultati Unici

Ogni storia mette in luce come il digiuno intermittente influenzi diversamente la perdita di peso, la salute mentale, l'energia, la salute fisica e il benessere generale.

Storie di Trasformazione Fisica

Perdita di Peso e Composizione Corporea

Molte persone condividono come il digiuno intermittente abbia aiutato nella loro perdita di peso e nel miglioramento della composizione corporea, spesso dopo anni di lotte con diete tradizionali.

Miglioramenti nella Salute Fisica

Alcuni raccontano di miglioramenti nei livelli di colesterolo, pressione sanguigna, sensibilità all'insulina e riduzione dei sintomi di condizioni come il diabete di tipo 2.

Impatti sulla Salute Mentale e sul Benessere

Chiarezza Mentale ed Energia

Molti riportano un aumento della chiarezza mentale e dei livelli di energia, attribuendo al digiuno intermittente un ruolo nella loro maggiore concentrazione e produttività.

Relazione con il Cibo

Le testimonianze spesso includono storie su come il digiuno intermittente abbia migliorato la relazione delle persone con il cibo, aiutandole a sviluppare abitudini alimentari più sane e consapevoli.

Sfide e Come Sono State Superate

Affrontare le Difficoltà Iniziali

Le storie includono le sfide iniziali, come la gestione della fame, la modifica delle abitudini alimentari e l'integrazione del digiuno nella vita sociale e familiare.

Strategie di Adattamento

Vengono condivise le strategie adottate per superare queste difficoltà, come la pianificazione dei pasti, il supporto di amici e familiari e l'ascolto attento del proprio corpo.

Conclusioni e Riflessioni Personali

Insegnamenti e Crescita

Le testimonianze riflettono spesso su ciò che gli individui hanno imparato da queste esperienze, inclusa la crescita personale e una nuova comprensione della salute e del benessere.

Consigli per Altri

Molte storie includono consigli per altri che stanno considerando o iniziando il digiuno intermittente, fornendo suggerimenti pratici basati su esperienze reali.

Conclusione e Transizione al Prossimo Punto

Queste storie di successo offrono una visione autentica e motivante del digiuno intermittente, mostrando una gamma di percorsi e risultati possibili. Nel prossimo punto, discuteremo come mantenere e continuare a costruire su questi successi nel tempo.

11.3 Mantenere e Costruire sui Successi del Digiuno Intermittente a Lungo Termine

Il mantenimento dei benefici del digiuno intermittente richiede un impegno continuo e strategie per costruire su quanto già raggiunto. Questa sezione esplora come sostenere e migliorare ulteriormente i risultati del digiuno intermittente nel tempo.

Valutazione Continua

Monitoraggio Regolare

Continua a monitorare gli aspetti chiave della tua salute e del tuo benessere, come il peso, la composizione corporea, i livelli di energia e lo stato mentale. Questo aiuta a mantenere la consapevolezza e ad apportare eventuali correzioni necessarie.

Ascoltare il Proprio Corpo

Rimani sintonizzato sui segnali che il tuo corpo ti invia. Se inizi a sentirti meno energico o se noti altri cambiamenti, potrebbe essere il momento di rivedere il tuo approccio al digiuno.

Sviluppo di Abitudini Sostenibili

Integrazione nella Vita Quotidiana

Trova modi per rendere il digiuno intermittente una parte naturale e gestibile della tua routine quotidiana. Questo può includere l'adattamento delle finestre di digiuno in base alla tua agenda o lo sviluppo di abitudini alimentari sane durante i periodi di non digiuno.

Flessibilità e Adattabilità

Sii flessibile e pronto a adattare il tuo regime di digiuno in base ai cambiamenti della vita, come variazioni nella tua routine, impegni lavorativi o familiari.

Rafforzare la Salute Generale

Dieta Bilanciata e Nutriente

Assicurati di mantenere una dieta ricca e varia, che fornisca tutti i nutrienti necessari per supportare il tuo stile di vita e i tuoi obiettivi di salute.

Attività Fisica Regolare

Integra l'esercizio fisico regolare nel tuo stile di vita. L'attività fisica non solo supporta la perdita di peso e la salute generale ma può anche migliorare l'efficacia del digiuno intermittente.

Gestione dello Stress e del Recupero

Tecniche di Riduzione dello Stress

Continua a utilizzare o sviluppare tecniche di riduzione dello stress come la meditazione, lo yoga o passatempi rilassanti, che possono aiutare a gestire lo stress e migliorare la qualità del sonno.

Priorità al Sonno

Mantieni una routine di sonno regolare e di qualità. Il sonno adeguato è cruciale per la gestione del peso, il metabolismo e la salute generale.

Sviluppo Continuo e Apprendimento

Ricerca e Educazione

Rimani informato sulle ultime ricerche e le migliori pratiche nel campo del digiuno intermittente. Ciò può includere la lettura di libri, articoli, o la partecipazione a seminari e workshop.

Condivisione delle Esperienze

Condividi le tue esperienze con altri. La condivisione può offrire nuove prospettive e incoraggiamento, sia per te che per gli altri nella comunità del digiuno intermittente.

Conclusione e Transizione al Prossimo Punto

Mantenere i successi raggiunti con il digiuno intermittente e costruire su di essi richiede una strategia ben pensata e un impegno continuo. Nel prossimo punto, affronteremo come navigare e gestire i periodi di stallo o di plateau nel digiuno intermittente.

11.4 Navigare e Gestire i Periodi di Stallo o Plateau nel Digiuno Intermittente

Anche nel percorso del digiuno intermittente, è comune incontrare periodi di stallo o plateau, dove i progressi sembrano rallentare o arrestarsi. Questa sezione esplora strategie per gestire e superare questi periodi.

Riconoscere il Plateau

Identificazione dei Periodi di Stallo

Un plateau può manifestarsi in vari modi, come la mancanza di cambiamenti nel peso, nelle misurazioni corporee o nella sensazione generale di benessere e salute.

Riconoscere che i plateau sono una parte normale del processo di perdita di peso e miglioramento della salute è essenziale.

Analisi del Proprio Regime

Revisione delle Abitudini Alimentari

Rivedi la tua alimentazione durante le finestre di non digiuno. Assicurati di non compensare inconsciamente il digiuno con un aumento dell'apporto calorico o scegliendo cibi meno salutari.

Valutazione dell'Attività Fisica

Considera se la tua routine di esercizio fisico necessita di aggiustamenti. Aumentare l'intensità, la durata o la frequenza dell'esercizio può aiutare a superare il plateau.

Strategie per Rompere il Plateau

Variazione del Regime di Digiuno

Sperimenta con diversi modelli di digiuno. Cambiare la durata del digiuno o provare un metodo diverso può stimolare nuovi progressi.

Aumento della Qualità del Sonno

Il sonno gioca un ruolo cruciale nella regolazione del metabolismo e degli ormoni che influenzano la fame. Migliorare la qualità del sonno può aiutare a superare il plateau.

Supporto Nutrizionale e Professionale

Consultazione con un Nutrizionista

Un nutrizionista può offrire consigli personalizzati per ottimizzare la tua dieta e assicurare che ricevi i nutrienti necessari per supportare il tuo regime di digiuno.

Controllo Medico

In alcuni casi, un plateau può essere un segno di altre questioni sottostanti. Un controllo medico può aiutare a escludere o gestire eventuali problemi di salute.

Gestione Emotiva e Mentale

Affrontare la Frustrazione

Affrontare le emozioni legate al plateau è importante. Riconoscere e accettare questi sentimenti può aiutare a mantenere una prospettiva positiva e costruttiva.

Strategie di Coping

Pratiche come la mindfulness, la meditazione o le attività ricreative possono aiutare a gestire lo stress e la frustrazione legati ai periodi di stallo.

Mantenimento della Motivazione

Celebrare Altri Tipi di Progresso

Oltre al peso e alle misurazioni corporee, ci sono molti altri indicatori di salute e benessere da celebrare, come miglioramenti nell'energia, nel sonno o nella salute mentale.

Ristabilire Obiettivi

A volte, ristabilire o modificare i tuoi obiettivi può fornire una nuova motivazione e una direzione chiara per andare avanti.

I periodi di stallo o plateau nel digiuno intermittente possono essere sfidanti, ma con le strategie giuste, è possibile navigarli e tornare sulla strada del progresso. Nel prossimo punto, discuteremo il futuro del digiuno intermittente e le tendenze emergenti in questo campo.

11.5 Il Futuro del Digiuno Intermittente: Tendenze e Innovazioni Emergenti

Mentre il digiuno intermittente continua a guadagnare popolarità e attenzione, emergono nuove tendenze e innovazioni che potrebbero influenzare la pratica futura. Questa sezione esplora le potenziali direzioni in cui il digiuno intermittente potrebbe evolversi e come queste potrebbero plasmare il benessere personale e la salute pubblica.

Innovazioni Tecnologiche

App e Wearable

Il continuo sviluppo di app e dispositivi indossabili per il monitoraggio della salute promette di rendere il monitoraggio del digiuno più intuitivo e informativo, fornendo riscontri in tempo reale su vari aspetti della salute.

Intelligenza Artificiale e Personalizzazione

L'impiego dell'intelligenza artificiale nella salute digitale potrebbe portare a programmi di digiuno altamente personalizzati, adattati alle esigenze metaboliche e agli obiettivi di salute dell'individuo.

Ricerca Scientifica e Clinica

Approfondimenti Basati sulla Ricerca

La ricerca continua a esplorare gli effetti a lungo termine del digiuno intermittente sulla longevità, prevenzione delle malattie e salute mentale.

Nuovi Modelli di Digiuno

Le indagini scientifiche potrebbero portare alla luce nuovi modelli di digiuno basati su recenti scoperte nel campo della nutrizione e della fisiologia.

Integrazione con la Medicina Convenzionale

Approccio Olistico alla Salute

Il digiuno intermittente potrebbe essere integrato più strettamente nelle raccomandazioni mediche convenzionali come parte di un approccio olistico alla gestione del peso, controllo del diabete e prevenzione di malattie cardiache.

Collaborazione con Professionisti della Salute

La collaborazione tra esperti di digiuno intermittente e professionisti del settore sanitario potrebbe migliorare l'efficacia e la sicurezza del digiuno come strumento terapeutico.

Sfide Sociali ed Etiche

Accessibilità e Equità

Affrontare la questione dell'accessibilità alle informazioni e alle risorse per il digiuno intermittente è fondamentale, assicurando che persone di diversi background socioeconomici possano beneficiarne.

Educazione e Sensibilizzazione

L'aumento dell'educazione e della sensibilizzazione pubblica sul digiuno intermittente può aiutare a sfatare i miti e promuovere una comprensione più profonda dei suoi benefici e delle sue pratiche.

Evoluzione delle Abitudini Alimentari e di Stile di Vita

Sostenibilità e Ambiente

Il digiuno intermittente potrebbe essere esplorato come parte di uno stile di vita sostenibile, con implicazioni positive per la salute individuale e l'ambiente.

Adattamento Culturale

L'adattamento del digiuno intermittente alle diverse culture alimentari e stili di vita può portare a una maggiore accettazione e integrazione globale.

Conclusione

Il futuro del digiuno intermittente è promettente, con potenziali sviluppi in tecnologia, ricerca, medicina integrata e consapevolezza sociale. Mentre la pratica continua a evolversi, rimane importante rimanere informati e adattabili ai nuovi sviluppi.

Conclusione

Concludendo questo viaggio attraverso il mondo del digiuno intermittente, voglio lasciarti con alcune riflessioni che spero possano accompagnarti nel tuo percorso personale.

Il digiuno intermittente non è solo una pratica alimentare; è un viaggio di scoperta personale. Si tratta di ascoltare e comprendere il proprio corpo, di sperimentare e adattarsi, e di trovare un equilibrio che funzioni per te nella tua vita unica e preziosa. Ricorda che ogni piccolo passo che fai è un atto di cura per te stesso, un impegno verso la tua salute e il tuo benessere.

Ci saranno momenti di sfida, periodi di dubbio e occasioni in cui i risultati sembreranno lontani. In questi momenti, ti incoraggio a ricordare perché hai iniziato questo percorso. Ricorda le piccole vittorie e le lezioni apprese lungo la strada. Celebra ogni successo, non importa quanto piccolo, e sii gentile con te stesso nei momenti difficili.

Il digiuno intermittente è più di una metodologia; è un viaggio che svela la forza della perseveranza, la bellezza dell'autodisciplina e il potere della consapevolezza. Questo viaggio ti invita a riconnetterti con te stesso in modi che forse non avevi considerato prima, aprendo la porta a una nuova comprensione della salute, del nutrimento e del benessere complessivo.

Mentre procedi, sappi che non sei solo in questo viaggio. C'è una comunità di persone in tutto il mondo che condividono le tue esperienze, le tue sfide e i tuoi successi. Trova forza nella loro compagnia e ispirazione nelle loro storie.

Infine, ricorda che il percorso verso il benessere è tanto importante quanto la destinazione. Ogni giorno è un'opportunità per imparare qualcosa di nuovo su di te e per fare scelte che riflettano il tuo impegno per la tua salute. Sii orgoglioso di ciò che hai raggiunto ed entusiasta delle possibilità che ancora devono venire.

Ti auguro un viaggio ricco di scoperte, salute e felicità. Che il tuo percorso con il digiuno intermittente sia illuminante, gratificante e trasformativo.

Nel caso in cui questo libro ti abbia colpito positivamente e sia stato utile, ti sarei grato se potessi dedicare qualche istante per condividere le tue impressioni con una breve recensione su Amazon.

Grazie,

Giuliano Monti